好孕40周

全程指导

熊瑛／主编

江西科学技术出版社

图书在版编目（CIP）数据

好孕40周全程指导 / 熊瑛主编. --南昌 ：江西科
学技术出版社，2017.11
　ISBN 978-7-5390-6064-4

　Ⅰ．①好… Ⅱ．①熊… Ⅲ．①妊娠期－妇幼保健
Ⅳ．①R715.3

中国版本图书馆CIP数据核字（2017）第225507号

选题序号：ZK2017214
图书代码：D17071-101
责任编辑：邓玉琼　万圣丹

好孕40周全程指导

HAOYUN 40 ZHOU QUANCHENG ZHIDAO

熊瑛　主编

摄影摄像	深圳市金版文化发展股份有限公司
选题策划	深圳市金版文化发展股份有限公司
封面设计	深圳市金版文化发展股份有限公司
出　版	江西科学技术出版社
社　址	南昌市蓼洲街2号附1号
	邮编：330009　电话：（0791）86623491　86639342（传真）
发　行	全国新华书店
印　刷	深圳市雅佳图印刷有限公司
开　本	787mm×1024mm　1/16
字　数	170 千字
印　张	12
版　次	2017年11月第1版　2017年11月第1次印刷
书　号	ISBN 978-7-5390-6064-4
定　价	35.00元

赣版权登字：-03-2017-327

前言

　　孕育一个崭新的生命是世界上最美好的事情，也是世间最令人刻骨铭心的事情。

　　肚子里孕育了一个新的生命，你便会感受到什么是血脉相连，领悟到什么是十指连心。

　　你心中的母爱，也会随之而生，如同溪水一般，清澈柔和，而又绵延不绝，随之伴随一生。孕育生命的过程，也是感受奇迹的过程，想像自己宝宝出生后的可爱模样，到底是像自己多一点，还是像老公多一点，你可能做梦都会笑醒吧！

　　孩子出生之后，你们家里便多了一名成员，不光户口本上多了一个名字，而且心中多了一份牵挂，眼中也多了一份爱怜。宝宝的健康与安全在出生后也与父母息息相关，想到自己即将为人父母，心中是不是有一半欣喜，又有一半焦虑呢？

　　你欣喜的是自己终于快要当妈妈了，焦虑的是自己不知道该如何面对孕育中的各种问题。你关心宝宝的一切活动，恨不得专门请一位妇产科的女医生天天照顾自己才好，以便于她能给自己提供全方位的孕期生活指导，给自己腹中的胎儿创造最好的发育环境，生一个聪明活泼、健康可爱的小宝宝。

　　《好孕40周全程指导》为您的好孕护航，帮助您解决在40周的孕期中可能遇到的各种问题，让您和您的家人能多一些好孕的欣喜，少一些不必要的焦虑。

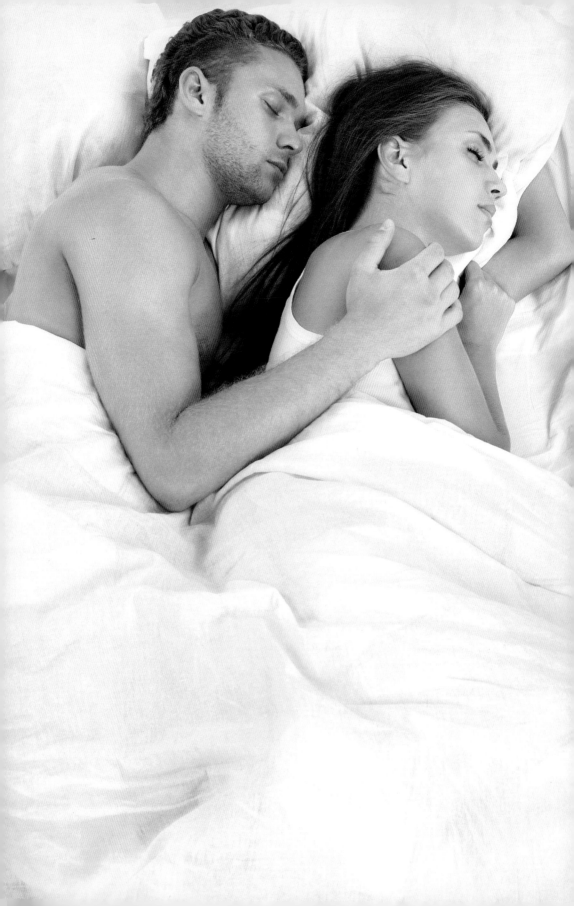

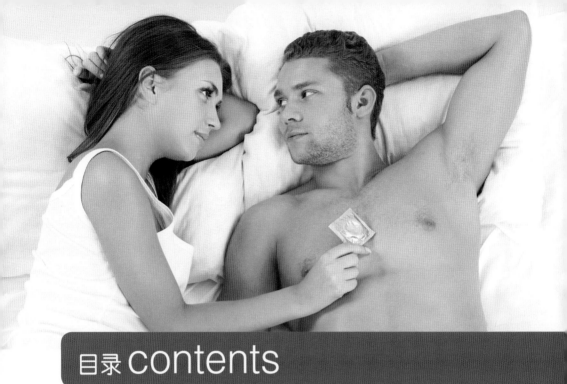

目录 CONTENTS

Chapter 1　孕1月（1～4周）：悄然而来的新生命

一、悄悄萌芽的小生命

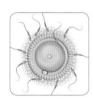

二、特殊时期须注意

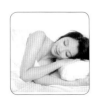

Chapter 2　孕2月（5～8周）：疲惫且快乐的幸福时光

一、孕5周：小胚胎长出来了

二、孕6周：宝宝开始有心跳了

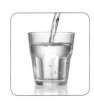

三、孕7周：出现早孕反应

四、孕 8 周：情绪波动的孕妈妈

Chapter 3　孕 3 月（9 ~ 12 周）：害喜月的特别呵护

一、孕 9 周：努力为宝宝汲取营养

二、孕 10 周：保护好自己

三、孕 11 周：有草莓那么大了

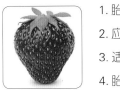

四、孕 12 周：做第一次 B 超检查

Chapter 4　孕 4 月（13 ～ 16 周）：微微隆起的腹部

一、孕 13 周：有桃子那么大了

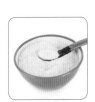

二、孕 14 周：开始皱眉做鬼脸了

Chapter 5　孕 5 月 (17 ~ 20 周)：来自胎动的感动

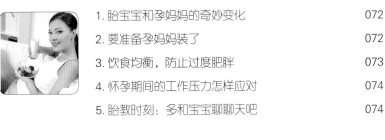

Chapter 7　孕7月（25 ~ 28 周）：日渐蹒跚也幸福

二、孕 26 周：胎宝宝的眼睛睁开了

三、孕 27 周：胎宝宝长出了柔软细密的头发

四、孕 28 周：胎动像波浪一样

Chapter 8　孕 8 月（29 ～ 32 周）：步履蹒跚也无畏

一、孕 29 周：妈妈要开始记录胎动了

二、孕 30 周：宝宝 1500 克重了

三、孕 31 周：胎宝宝的"房子"变小了

四、孕 32 周：宝宝约 1600 克重了

Chapter 9　孕 9 月（33 ~ 36 周）：胜利近在眼前

一、第 33 周：圆润可爱的小宝贝

二、第 34 周：不用担心早产了

三、第 35 周：已经发育成一个新生儿了

四、第 36 周：宝宝离你越来越近了

Chapter 10 孕 10 月（37 ~ 40 周）：迎接胜利的到来

一、孕 37 周：随时可能相见

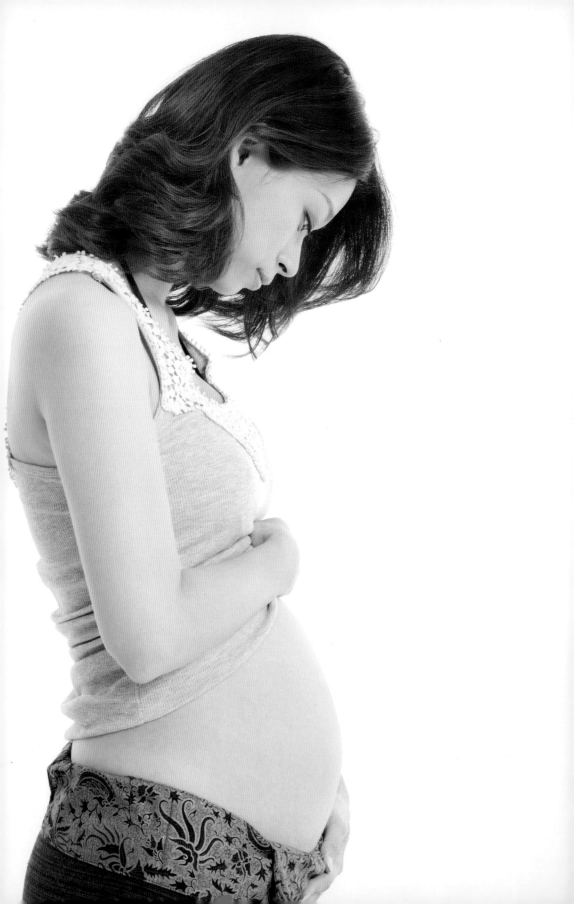

Chapter 1　孕1月（1～4周）：
悄然而来的新生命

亲爱的，恭喜你！你怀孕了！

未来的近十个月，将是你一生中最精彩、最难忘的经历，你会迎来这一生中最不寻常的变化！

怀孕，绝对是女人一生中最重要的里程碑！

在迎接一个新生命降临前，有许多事情需要你仔细规划和准备，那么，就从现在开始吧！

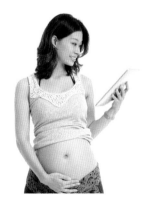

一、悄悄萌芽的小生命

经过神奇的"生命之吻",一颗宝贵的受精卵便已经形成。30 小时后,即分裂成 2 个细胞,随后分裂成 4 个、8 个……当受精卵到达子宫时,已成为一个小小的球体——桑葚胚。桑葚胚随后会变中空,并且充满液体,即形成所谓的胚泡。

1. 孕妈妈体内的奇妙变化

当"白雪公主"(卵子)和"白马王子"(精子)结合成受精卵后,依靠输卵管肌肉的蠕动和输卵管黏膜上皮的纤毛摆动,"爱的结晶"会向定居地——子宫慢慢地移动。在受精的 4 ~ 5 天后,受精卵便会到达子宫腔内。在此期间,受精卵一边憧憬着到达子宫的幸福,像桑树的果实一样多次分裂——裂变为囊胚;另一边,子宫也在为孕育一个新的生命积极地做准备。受精卵的床——子宫内膜,在女性雌激素的作用下,变得像海绵一样柔软、丰厚。再经过 3 ~ 4 天的时间,囊胚便会和子宫的内膜结合。当它完全嵌入子宫内膜着床时,妊娠便正式开始。

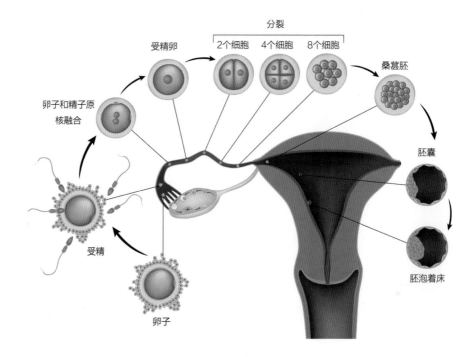

2. 为了宝宝，备孕妈妈应该注意的事

在这一周，由于尚未妊娠，所以，备孕女性的身体基本不会发生变化。但是，为了孕育一个健康的宝宝，从现在开始就要小心谨慎。为即将到来的宝宝营造第一个安全、舒适的家，是每一位妈妈的责任。

• 避免受凉

经期女性御寒能力下降，受凉易引发疾病，像月经过少或突然停止。因此要避免淋雨、沾水、用凉水冲脚。

• 调节精神状态

经期出现的烦躁、郁闷，可以通过适当地参加文体活动转移，但应避免参加剧烈体育活动、体力劳动，以免过累。

• 注意饮食

多吃蔬菜和水果，少吃刺激性食物，以保持大便通畅，避免盆腔充血。由于经期易出现疲劳和嗜睡，情绪波动也大，因此在经期最好不要饮浓茶、咖啡等刺激性饮品。同时，也要少吃冰冻食物。

• 保持清洁

一是经期保持卫生巾清洁，购买国家卫生部允许出售的卫生巾；二是保持外阴清洁，每天清洗外阴，尽量淋浴，不要盆浴，经期如能用温水擦身更好。

3. 如何选一家称心的产检医院

首先，一定要去正规大医院或正规专科医院，还要注意了解、比较医院妇产科的医疗设备和服务水平，以及是否提供优质的人性化的孕期和围产期医疗保健服务。

其次，还要根据自己的健康状况、实际需要、经济条件、居住地点及医院所提供的医疗服务水平为自己选定一家医院。同时，还可以向一些有经验的妈妈咨询一些详细情况，这样选择起来就更有信心了。不过，别人的经验虽然很宝贵，但最好还是亲自去医院参观了解，这样就更放心了。

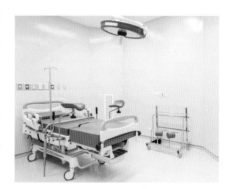

最后，还要考虑你的主治医生的业务水平和医德，以及医院护士业务水平、医院地点等。

4. 营造安全的子宫环境

胎源学说认为，子宫不仅仅是胎儿获取营养的避风港，还是一个教室。在这个小小的天地，胎儿会学习如何去适应环境，存活下来。胎儿发育的过程，就是不断收集、侦测子宫的环境信息并随之调整自身生长方式的过程。

来自英国南安普顿大学的胎源疾病研究中心的结论提出："母亲子宫的环境，会对胎儿的健康产生永久的影响。"肥胖、冠心病、骨质疏松症、糖尿病和高血压，这些由不良的生活习惯所引发的疾病，都有可能是因为胎儿阶段母亲子宫内的不适宜条件所致。

胎源疾病研究给所有孕妈妈带来的最重要信息，就是一定要在孕期保护好自己的身体，保证充足、平衡的营养和良好的情绪，这样才能为胎儿打造最佳的子宫环境，惠及宝宝的一生。

5. 自己检测是否怀孕的方法

怀孕测试盒，市面上比较常见，备孕妈妈可以在第一次月经没来的那天或前几天买来检测一下是否怀孕。一般有一条标志线，提醒操作是否正确。通常观察测试条窗口内的彩色标志线，结果在几分钟内就会显示出来。如果测试结果是阴性，但自己依旧感觉可能怀孕了，可隔5～7天再做一次检测。因为可能刚刚受孕，激素水平不够，尚无法检测出来，或者怀孕的时间比自己估计的要晚一些。如果月经不规律的话，最有可能出现这些情况。

需要注意的是：家用怀孕测试盒有几种，有的测试要求将测试条插入尿液中；有的测试要求将尿液倒入一个干净的容器内，然后用试剂盒附带的滴管取几滴尿液，滴入试剂盒椭圆形的窗口上。在使用之前，最好仔细阅读说明书，以免弄错，影响结果。

最好检测清晨醒后的第一次尿液，因为此时的尿液浓缩，即使微量的 HCG 也可以检测出来。以后的尿液会因喝水及饮食而被稀释，由于怀孕较早期的激素含量非常低，所以这种家用测试盒就很难检测出来。

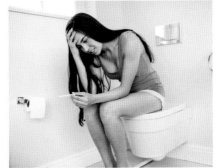

6. 表现为怀孕的几种信号

在怀孕以后，身体会传达自身"有喜"的生理信号。充分了解这些信号，使女性朋友们判断自己是否怀孕，以便去医院检查，及时了解孕况。一般来说，当女性怀孕时，身体会发出如下信号：

• 身体产生早孕反应

大部分女性在怀孕 40 天左右（即停经后的 10 天左右）会出现早孕反应，即恶心、呕吐、胃口不好等一系列症状。这种现象一般发生在早晨，因此也被称为晨吐。当孕妈妈闻到油腻味或其他特殊气味时更易呕吐，严重时还会出现头晕、乏力等现象。

女性在怀孕后还会变得挑食，其饮食嗜好也会发生改变，如有的孕妈妈一会儿想吃这种食物，一会儿又想吃那种食物；有的孕妈妈则是平时喜欢吃的东西不想吃了，而讨厌的食物反倒很想吃。最为常见的则是，孕妈妈在怀孕后特别喜欢吃酸、甜和清淡的食物，厌恶油腻荤腥的食物。

• 基础体温居高不下

备孕女性正常的基础体温呈双向曲线，即排卵前较低，排卵后升高。在备孕女性怀孕后，除了上面所说的身体信号，女性的身体会出现基础体温居高不下的现象，这种现象将持续整个孕期。

• "好朋友"不再来

备孕女性，如果平时月经很准时，而这个月却过了十来天都还没来，那么最先应该考虑的是自己是否怀孕了；如果平时月经不准，就要多留意一下自己的身体是否还有其他怀孕的信号。因为，在一些特殊的情况下，如环境改变、过度疲劳、突然受刺激、发热、精神过度紧张等，都会导致月经推迟，所以，应注意区别。

• 近期有了尿频现象

备孕女性如果月经过期不来，没有早孕反应，但小便次数明显增多，则怀孕的可能性也很大。因为怀孕后孕妈妈的子宫充血、增大，会压迫到膀胱而导致尿频。孕妈妈小便次数增多的现象多在夜间出现。

• 乳房开始发生变化

女性在怀孕 1 个月后，便会感到乳房发胀并伴有轻微的刺痛，同时还能观察到乳晕颜色加深。这是因为女性在怀孕后，乳房的血液供应加强，并开始为以后的哺乳做准备。

• 感觉自己特别疲劳

女性怀孕后，受激素分泌的影响，身体极易感到疲劳，对任何事都提不起兴趣。如果向来精力充沛的备孕女性突然出现这种情况，就要考虑自己是否怀孕了。

以上是怀孕后身体所发出的六大信号，备孕女性可以根据这些信号来初步判断自己是否怀孕。因为有些备孕女性在备孕期间过于紧张，也会出现一些类似的假孕现象，所以，这并不是绝对可靠的。建议备孕女性在发现信号后进一步到医院做检查，这样既可以知道确切结果，也可以知道胚胎发育是否正常。

7. 学算怀孕周，推算预产期

由于末次月经的第一天比较好记忆，医生计算孕周时，通常从末次月经第一天开始计算，整个孕期是 9 个月零 7 天，共 280 天。按每 7 天为一个孕周，共计 40 个孕周。每 28 天为一个孕月，共计 10 个孕月。

孕妈妈可能会有疑问，如何确定是来月经的那天怀孕的。通常来说，怀孕要在月经后的 14 天左右，于是就有受精龄的问题。受精龄是从受精那天开始算起，即 280 减去 14，共 266 天，38 个孕周。

对月经不准的孕妈妈，胎龄往往会和实际的闭经时间不一样，需要结合 B 超、阴道检查、发现怀孕的时间、早孕反应的时间、胎动的时间等指标来进行科学推断（表 1-1）。

表 1-1 孕妈妈该知道的数字

胎儿在母体内生长的时间	40 周，即 280 天
预产期计算方法	末次月经首日加 7，月份加 9 或减 3
妊娠反应出现时间	停经 40 天左右
妊娠反应消失时间	妊娠第 12 周左右
自觉胎动时间	妊娠第 16 ～ 20 周
胎动正常次数	每 12 小时 30 ～ 40 次，不应低于 10 次。早、中、晚各测 1 小时，将测得的胎动次数相加乘以 4
早产发生时间	妊娠第 28 ～ 37 周
胎心音正常次数	每分钟 120 ～ 160 次
过期妊娠	超过预产期 14 天
临产标志	见红、阴道流液、腹痛，每隔 5 ～ 6 分钟子宫收缩 1 次，每次持续 30 秒以上
产程时间	初产妇 12 ～ 16 小时，经产妇 6 ～ 8 小时

二、特殊时期须注意

这是一个特殊的时期，备孕的爸爸妈妈们一定要特别注意哦！生活中稍有不慎，就可能会给你们将来的生活或孩子的未来造成不必要的影响，特别是下面几点，一定要牢记哦！

1. 孕前要开始补充叶酸

叶酸是胎儿生长发育中不可缺少的营养素。由于饮食习惯的影响，我国约有30%的育龄女性缺乏叶酸，尤其在北方农村的女性中更为严重。若不注意孕前与孕期补充叶酸，则有可能会影响胎儿大脑和神经管的发育，造成神经管畸形，严重者可致脊柱裂或无脑畸形儿。

研究发现：女性孕前1～2个月每天补充400微克叶酸，可使胎儿发生兔唇和腭裂的概率降低25%～50%。先天性心脏病患儿出生概率也可降低35.5%。此外，叶酸还可以有效提高孕妈妈的生理功能，提高抵抗力，预防妊娠高血压等。

因此，为了提高人口素质，普遍提倡在计划怀孕前3个月就开始补充叶酸，每天400微克，直至妊娠结束或怀孕后3个月。如果之前没服用叶酸，孕妈妈也不用太着急，从本周开始服用，依然有效哦！

含叶酸的食物很多，表1-2中所列的食物都含有叶酸，孕妈妈可以通过食用表1-2中所列食物来补充叶酸。

不过，由于叶酸是水溶性维生素，在高温、光照条件下均不稳定，食物中的叶酸烹调加工后损失率可达50%～90%，所以，一般从饮食中获得足够叶酸非常困难，孕妈妈可多摄入添加了丰富叶酸的营养品。

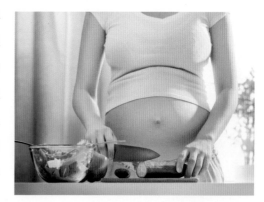

表1-2 女性所需叶酸的主要来源

蔬菜	莴苣、菠菜、西红柿、胡萝卜、花椰菜、油菜、小白菜、扁豆、蘑菇等
水果	橘子、草莓、樱桃、香蕉、柠檬、桃、杨梅、酸枣、山楂、石榴、葡萄等
主食	大麦、米糠、小麦胚芽、糙米等
动物食品	动物肝脏、肾脏、禽肉及蛋类、牛肉、羊肉等
豆类	黄豆、豆制品等
坚果	核桃、腰果、栗子、杏仁、松子等

2. 务必远离的致畸环境和物质

有实验证明，受精后 3 ~ 8 周是致畸的敏感期，受精 9 周以后，敏感性很快下降。若胚胎在 3 ~ 8 周前受到致畸因素影响，易引发中枢神经系统缺陷（大脑发育不全、小儿畸形、脊柱裂、脑积水等）、心脏畸形、肢体畸形、眼部畸形、唇裂等疾病。如果在孕 9 ~ 12 周受损害，易发生耳畸形、腭裂、腹部畸形等疾病。要注意神经系统、生殖系统、骨骼系统在整个胎儿期均持续发育；在器官形成后不良因素还可引起功能障碍。

所以，我们建议孕早期应尽量远离对胎儿不利的因素，注意保护好"成形期"胚胎的正常发育，为生个健康、聪明的宝宝做好第一步。下列不利因素孕妈妈要尽量远离：

酒精：酒精是公认的致畸物。孕期饮酒导致胎儿畸形的概率极高。孕期应禁酒。

烟熏环境：吸烟或被动吸烟都会影响胎儿发育。目前虽未见明显引起胎儿畸形的病例，但造成出生低体重儿、发育迟缓儿极常见。

致畸药物：孕妇在妊娠早期用药不当，容易引发胎儿先天性畸形。因此，孕妈妈一旦生病，应及时去医院治疗，并向主治医师说明自己已经怀孕，在医师指导下进行康复治疗。

精神刺激：要保持愉快、轻松的心情，避免惊悚、高度紧张的情绪，以免对胎儿的生长发育不利。

偏食挑食：容易导致营养缺乏，影响胎儿发育。如果你的早孕反应比较严重，应该在进食量减少的情况下，增加进餐次数，尽量保持膳食平衡，保证起码的营养。必要时去医院检查尿酮体、血色素等。发现异常情况，应及时处理，减少疾病发生机会。

高温环境：包括发热导致的体温上升和高温作业、桑拿、热水盆浴等导致的体温上升。热度越高，持续越久，致畸性越强。因此，孕早期要注意冷暖，调离高温作业环境，停止洗桑拿和热水盆浴以及泡温泉，并避免接触发热患者，少去空气不洁、人员拥挤的公共场所等，尽量避免患发热性疾病。一旦发热应马上去医院做降温治疗。

有害物质：远离对胎儿有毒、有害的物质，如放射线、农药、铅、汞、镉等物质。

3. 怀孕前期睡眠有讲究

易疲劳、犯困是本阶段孕妈妈最常见的症状。如果睡眠不足，可能会引起疲劳过度、食欲下降、营养不足、身体抵抗力下降，增加孕妈妈和胎宝宝感染疾病的概率。孕妈妈的睡眠时间应该比平常多一些，但要注意：最好每天不要超过9小时，否则会对身体有负面影响。另外，还要养成睡午觉的习惯，午睡时间的长短可因人而异，因时而异，半个小时到一个小时都可以，但不要太长，否则夜间无法入睡，易引发失眠症。需要注意的是，午睡时，要脱下鞋子，把双脚架在一个坐垫上，抬高双腿，睡觉时在双脚间可夹一个软垫，然后全身放松。记住，千万不要趴在桌子上睡觉。

• 生活起居要有规律

在孕早期，孕妈妈由于体内的激素水平发生变化，身体状态与平常大不相同。即使进行轻微活动也会感到疲惫不堪，像感冒似的，感到犯困、嗜睡。孕妈妈千万不能因为身体状态欠佳，便终日躺在床上。应该从孕早期开始，就保持有规律的生活起居。这样不仅有利于健康，而且还可以适度地调整情绪。

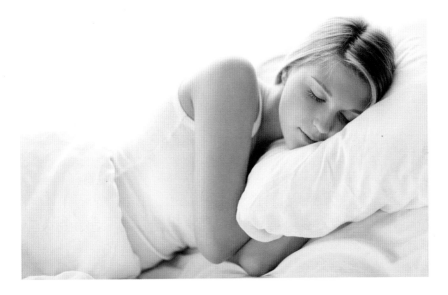

4.适合怀孕早期的营养食物

在孕早期，孕妈妈的胃口可能非常不好，所以饮食上应该少而精，选择吃一些对身体有益的食物，给胎宝宝发育提供最需要的营养（表 1-3）。

表 1-3　适合怀孕早期的营养食物

花生	花生被世界公认为是一种高营养的植物性食品，中医学认为，花生具有醒脾开胃、理气补血、润肺利水和健脑抗衰等功效。吃花生不要去掉红色仁皮，红皮为利血物质
芝麻	芝麻富含钙、磷、铁等维生素，同时含有 15.7% 的优质蛋白蛋和近10 种重要的氨基酸，这些氨基酸均为构成脑神经细胞的主要成分。中医学认为，芝麻有填精、益髓、补血、补肝、益肾、润肠、通乳、养发的功效，孕妈妈适当多吃芝麻对自己和胎儿都有益

水果	胎儿在发育过程中，需要维生素参与细胞的合成。虽然蛋类、乳类、豆类、蔬菜中维生素的含量也不少，但它们都易溶于水，在烹调过程中会大量流失。水果中含有大量维生素，可以洗净生吃，这样就避免了在加热过程中维生素的丢失。所以孕妈妈多吃些水果，特别是新鲜水果，对补充自身和胎儿所需维生素是非常有利的
豆类	这里所说的豆类主要是指大豆和大豆制品。大豆的营养价值很高，具有健脑作用，大豆制品营养也很丰富，且易消化吸收
小米	中医认为，小米有滋养肾气、健脾胃、清虚热等作用。小米是适宜孕妈妈常吃的营养价值较高的食品
核桃	核桃含有丰富的不饱和脂肪酸，丰富的蛋白质，较多的磷、钙和各类维生素，还含有糖类、铁、镁、硒等。中医学认为，核桃有补肾固精、温肺止咳、益气养血、补脑益智、润肠通便、润燥化痰等作用，孕妈妈常吃核桃可防病健身，有利于胎儿健脑
海鱼	海鱼营养丰富，含有易被人体吸收的钙、碘、磷、铁等无机盐和微量元素，对于大脑的生长、发育、健康和防治神经衰弱症有着极高的效用，是孕妈妈应经常食用的美味佳肴
鹌鹑	医学界认为，鹌鹑肉对营养不良、体虚乏力、贫血头晕者适用，故也适合孕产妇食用。鹌鹑肉富含的卵磷脂、脑磷脂是神经元活动不可缺少的营养物质，对胎儿有健脑的功效

5. 出现腹痛、腹胀怎么办

孕期腹痛是孕妈妈最常见的症状之一。有些腹痛是生理性的，即由于怀孕所引起的正常反应；有些却是病理性的，可能预示着流产等危险的发生。所以，在孕早期出现腹痛，特别是下腹部疼痛，孕妈妈首先应该想到是否为妊娠并发症，最好及时到医院检查治疗，以免延误病情。在饮食上要注意以下要点：

◎拒绝刺激性食物，不吃过酸的或味道浓烈的食物，也不要喝碳酸饮料。

◎注意饮食调养，膳食应以清淡、易消化为原则。

◎按时进食，吃好每一顿正餐。

◎对于偶然性的疼痛，不需要特别补充某些营养素，但为了保障胎宝宝的正常发育，还是有必要摄入充足的维生素和各种矿物质。

◎如只是生理性的腹痛，可适当喝一些姜糖水，可以暖胃，还能减轻早孕反应。

6. 怀孕期间应谨慎用药

早孕的症状，恰恰跟普通的感冒症状相似，因而，许多孕妈妈至少要到怀孕后4～5周才会发觉自己已经受孕。如果孕妈妈误以为自己生病了而乱服药物的话，轻则导致宝宝畸形，重则导致宝宝流产，所以，需要特别注意。如果真的生病了，最好是咨询医生，在医生的指导下用药。

●致畸药物大盘点

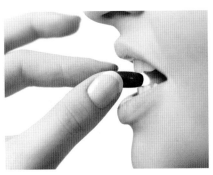

药物对怀孕会有很大的影响，孕妈妈在用药时一定要谨慎，应在医生的指导下正确使用，切莫自作主张滥用药物。下面，就来看看哪些药物能够致畸吧！

抗生素类药物： 抗生素类药物有四环素、土霉素、链霉素、庆大霉素、新霉素等。

性激素类药物： 性激素类药物包括孕激素制剂、雌激素类、醋酸氯烃甲烯孕酮等，女性在孕期服用这些药物会导致不同程度的致畸结果。

抗甲状腺药： 抗甲状腺药物（如硫脲嘧啶、甲硫脲嘧啶、丙硫脲嘧啶）和碘制剂可以通过胎盘屏障进入胎宝宝体内而引起胎宝宝甲状腺功能减退及代偿性甲状腺肿大、智力发育缓慢、骨生长迟缓，严重的还会出现克汀病（地方性呆小症）。

抗癫痫药及镇静催眠药： 苯妥英（抗癫痫药）、巴比妥类（镇静催眠药）。

糖尿病治疗药物： 孕妈妈在服用磺酰脲类药物（如甲苯磺丁脲、氯磺丙脲等），可引发死胎或胎宝宝畸形，畸形表现为内脏畸形、并指、耳和外耳道畸形、右位心等。

抗癌药物： 孕妈妈服用抗癌药物，可引发流产、胎宝宝宫内死亡或先天性畸形等，尤其是一些抗代谢类药物的危害最大，如环磷酰胺、氟尿嘧啶、甲氨蝶呤等。

7. 孕期洗澡要注意些什么

• 水温不宜过高

热水的刺激可引起身体毛细血管扩张，不仅会使孕妈妈的脑部供血出现不足，还会使胎宝宝的心率加快，出现缺氧症状，严重的还会导致胎宝宝神经系统发育受损。因此，孕妈妈洗澡时的水温最好控制在 42℃以下。

• 时间不宜过长

如果洗澡时间过长，室内空气不流通、温度升高、氧气相对供应不足，容易使孕妈妈出现头晕、乏力、胸闷等症状，导致胎儿缺氧，影响胎儿神经系统的生长发育，导致胎儿出生后智力有障碍，甚至唇裂、外耳畸形等先天性疾病。因此，孕妈妈每次洗澡不要超过 15 分钟。

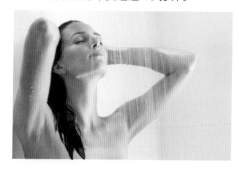

• 不宜坐浴

孕妈妈如果采用坐浴方式，浴液中的脏水有可能进入阴道内，容易引起宫颈炎、附件炎等，甚至发生宫内感染而引起早产。

8. 葡萄胎的预防与治疗

葡萄胎是指妊娠后胎盘绒毛滋养细胞增生，形成大小不一的水泡胎块，水泡间相连成串，形如葡萄，没有正常的妊娠物。多见于 20 岁以下以及 40 岁以上妇女。

·葡萄胎的症状

一般在停经 8 ~ 12 周出现阴道出血。表现多为先前少量断续性出血，以后逐渐增多，开始反复大量出血，有时还会排出水泡样的组织，出现下列症状：

（1）子宫异常增大、变软。约有 1/3 的患者能明显感觉到子宫比以往停经月份要大，去医院检查会发现血清中的 HGG 水平升高。

（2）呕吐比正常妊娠要多，持续时间更长。早期会出现妊娠高血压综合征，甚至发生急性心力衰竭。

（3）腹痛。腹痛又分为两种：一种是下腹阵痛，因葡萄胎生长过快致使子宫过度扩张引起；另一种是急性腹痛，因黄素囊肿或破裂导致。

（4）检测不到胎儿。在闭经 8 周后，B 超依旧检测不到胎囊、胎心和胎儿。到了孕 12 周，甚至 18 周，依旧听不到胎心，也感受不到胎动。在 B 超扫描下，只能看到雪片样的影像。

（5）子痫。一般在 20 周左右出现，有高血压、水肿和蛋白尿等严重症状。

（6）部分患者还会出现卵巢黄素化囊肿、咯血或痰带血丝、轻度甲状腺功能亢进症状中的一种或几种。

·葡萄胎的预防

20 岁以下和 40 岁以上的孕妈妈，还有连续自然流产的孕妈妈，应高度警惕。若孕期突然发生一侧下腹部剧痛，并伴有恶心呕吐，应及时去医院检查，及早发现有无卵巢囊肿，有手术指征的，可在孕 12 周后进行手术，避免发生流产。

·葡萄胎的治疗

目前主要的治疗手段是吸宫术，条件不允许的可采用刮宫术。为预防恶变，术后应随访绒毛膜促性腺激素（HCG）水平至少两年，以免再次妊娠与恶变鉴别困难，并使机体获得康复。两年内应选用避孕套或阴道隔膜，严格避孕。不宜使用宫内节育器，以免混淆子宫出血的原因；含有雌激素的避孕药可促进滋养细胞生长，也不宜使用。

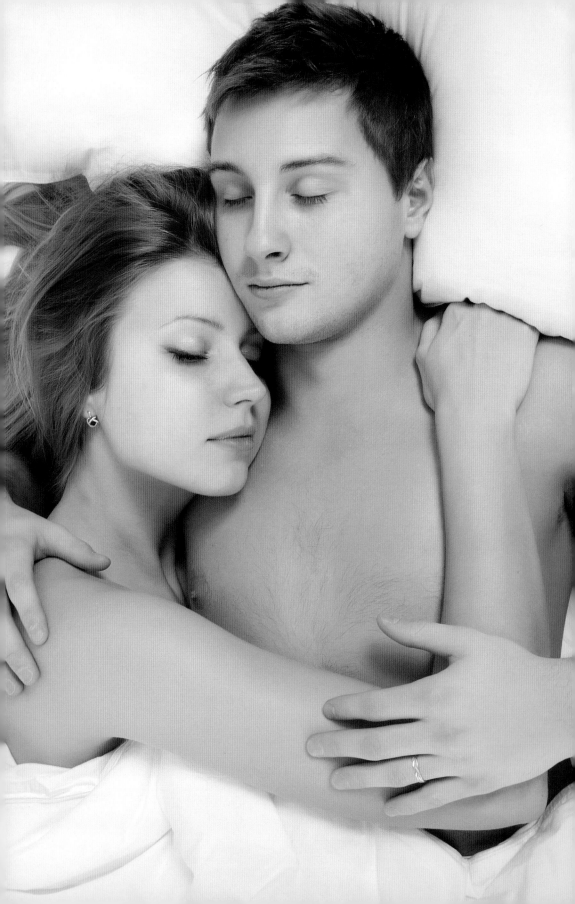

Chapter 2　孕2月（5～8周）：
疲惫且快乐的幸福时光

这个月，你经常会感到疲惫，胃口也变得不好，甚至会特别讨厌油烟的味道，若是反应大，早上起来时常常吐得稀里哗啦……

这些都让你真真切切地感觉到腹中胎儿的存在。

可不要因此而责怪他哦，要知道，你的情绪会直接影响到胎宝宝的神经发育呢，当你难受的时候，想象一下胎宝宝在你的子宫里慢慢长大的样子吧，那是件多么快乐的事呀！

总之，从现在起，哪怕只是为了腹中的胎宝宝，你都要振作起来，学会坚强，抓住幸福和快乐！

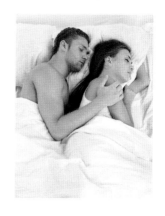

一、孕5周：小胚胎长出来了

月经还是没有来，买来验孕棒，在厕所里，看到那条红线就那么慢慢地显现出来，你的心情是惊讶、喜悦、不安，还是不敢相信自己的眼睛？或许你什么心情都没有，或许你各种情绪都有。总之，从此以后，你的生活将会发生很大的变化。

1. 胎宝宝和孕妈妈的奇妙变化

胎宝宝

此时的胎宝宝还只能被称为胚胎。胚胎一旦植入子宫，就开始分泌相关的激素（就是这种化学物质让你感到胃口不适，甚至恶心呕吐）。同时，胚胎细胞开始分化，形成"三胚层"，每一层细胞都将形成身体的不同器官。在这个时期，神经系统和循环系统的基础组织最先开始分化，此时，小胚胎只有苹果子那么大，外观很像"小海马"，大约长4毫米，重量不到1克。

孕妈妈

生命的种子已经植入你的体内，如果你是有备而来，从得知自己排卵的那时起，你就非常敏感地关注着自己的变化，期待着希望成真。由于激素的作用，你可能尚未知怀孕就会觉得身体有了一种异样的充实感。果然，你的身体发生了变化，出现了怀孕的征兆。

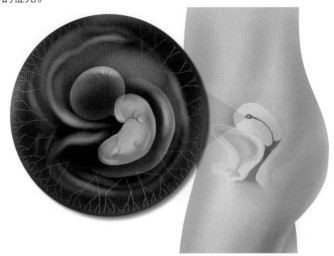

2. 需要谨慎对待夫妻生活

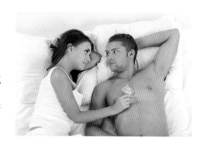

有人认为，孕期性生活会对胎儿造成不利的影响，却又担心孕期禁欲影响夫妻感情。那么怎样过性生活才较安全呢？

妊娠 3 个月内： 怀孕最初 3 个月内不宜性交，因为这个时期胎盘还没有完全形成，胎儿处于不稳定状态，最容易引起流产。在不宜性交的时期，可考虑采取性交以外的方式，如温柔的拥抱和亲吻，用手或口来使性欲得到满足。

妊娠 4 ~ 6 个月： 怀孕 4 个月后，胎盘发育基本完成，流产的危险性也相应降低了，适度的性生活可带来身心的愉悦。但是不能和非孕时完全相同，在次数和方式方面都要控制，倘若这个阶段性生活过频，用力较大，或者时间过长，会压迫腹部，使胎膜早破或感染，导致流产。夫妻可每周性交一次。性交时间不宜过长，并且注意不要直接强烈刺激女性的性器官，动作要轻柔，插入不宜过深，频率不宜太快，每次性交时间以不超过 10 分钟为度。性交结束后孕妈妈应立即排尿，并洗净外阴，以防引起上行性泌尿系统感染和宫腔内感染。

妊娠晚期： 特别是临产前的 1 个月，即妊娠 9 个月后，胎儿开始向产道方向下降，孕妈妈子宫颈口放松，倘若这个时期性交，羊水感染的可能性较大，有可能发生羊水外溢（即破水）。同时，孕晚期子宫比较敏感，受到外界直接刺激，有激发子宫加强收缩而诱发早产的可能。所以，在孕晚期必须绝对禁止性生活。

孕期性生活最好使用避孕套或体外排精： 在孕期过性生活时，最好使用避孕套或体外排精，以精液不入阴道为好。因为精液中的前列腺素被阴道黏膜吸收后，可促使怀孕后的子宫发生强烈收缩，不仅会引起孕妈妈腹痛，还易导致流产、早产。

需要特别提醒的是，有习惯性流产和早产病史的女性、中高龄初产妇或结婚多年才怀孕的女性，为安全起见，整个妊娠期都应禁止性生活。

3. 摄取足够的蛋白质

孕早期小胚胎还不能自身合成生长发育需要的氨基酸，必须由孕妈妈供给。因此，孕妈妈一定要摄取足够的且容易消化吸收的优质蛋白质。不喜欢吃动物类蛋白质食物的孕妈妈可采用豆类及豆制品、干果类、花生酱、芝麻酱等植物性蛋白质食物代替。有些孕妈妈不喜欢喝牛奶或喝牛奶后腹胀，可以用酸牛奶、豆浆来代替。

4. 营造令宝宝健康的居住环境

居住环境不仅关系到孕妈妈自身的健康，也影响胎儿的健康生长和智力发育。为了让孕妈妈有一个舒适温馨的家庭环境安度孕期，让腹中的宝宝健康生长和发育，准爸爸应协助孕妈妈，将家居精心布置，做到以下几点：

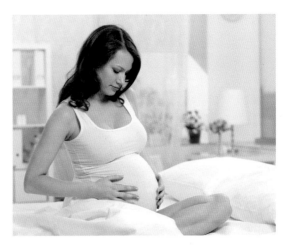

空气清新：空气污染应引起每位孕妈妈的重视。尤其是家庭装修后所散发的气味，会严重地影响孕妈妈和胎儿的健康。因此，注意保持室内空气清新很重要。

温湿度适宜：使室温保持在一个相对恒定的水平，以利于孕妈妈身体健康和胎儿的健康发育。

夏季室温以 27 ~ 28℃为宜，冬季室温以 16 ~ 18℃为宜，室内外温差不超过 5℃，空气湿度为 30% ~ 40%。

舒适温馨：居住空间不一定要很大，但尽量为孕妈妈提供宽敞的活动空间，把家装饰得温馨舒适，让生活在其中的孕妈妈天天有个好心情。

色彩轻松： 孕妈妈从繁乱的环境中回到宁静优美的房间，内心的烦闷便会很快消除，居室色彩应温柔清新，可采用乳白、淡蓝、淡紫、淡绿等色调，趋于平和、安详，情绪也会逐渐稳定。如果在紧张繁忙、技术要求高的环境中工作，家中不妨用粉红色、橘黄色、黄褐色进行布置。因为这些颜色都会给人一种健康、活泼、发展、鲜艳、悦目、希望的感觉。这样从单调紧张的工作环境中回到生机盎然、轻松活泼的家中，情绪可以得到放松，体力也可以得到恢复，有利于胎儿大脑与情绪的发育。

5. 补充矿物质和维生素

胎儿期和出生的第一年，是决定宝宝骨骼和牙齿发育好坏的关键时期，所以要确保钙、磷的足够摄入。胎儿对锌、铜元素需求也很多，缺锌、缺铜都可导致胎儿骨骼、内脏及脑神经发育不良。

谷类以及蔬菜水果中富含各种维生素、矿物质和微量元素，注意多吃此类食物。

6. 可以办理准生证了

准生证一般是指计划生育服务证。要生育孩子，就必须先办理计划生育服务证明。只有拿到生育服务证才代表国家允许你生孩子，孩子出生后才能上户口。准生证男女双方均可办理，只要双方证明齐全，在哪一方办准生证都不是问题。

需要材料：双方户口本，身份证，结婚证原件，夫妻双方初婚、初育证明（可让工作单位或所在居委会开具证明）、相关医院开具的怀孕化验单或诊断证明、女方的 1 寸免冠照片 1 张。

注意事项：如果你们夫妻二人都是初婚（已经拿了结婚证）、未生育（小孩是第一个孩子），那么在小孩出生之后补办准生证也是可以的，不会罚款。不过即使是初婚，但在小孩出生之后才拿结婚证，那么，不管准生证什么时候办，都会有 1000 元左右的罚款，各地有所差异。

二、孕6周：宝宝开始有心跳了

到本周，胎儿已经开始提醒你他的存在了，大多数孕妈妈都会经常出现早孕反应，感到疲惫不堪，早晨起来恶心、想呕吐，食欲不佳，排尿频繁……

1.胎宝宝和孕妈妈的奇妙变化

胎宝宝

在子宫里，胚胎正在迅速地成长，人体的各种器官均已出现，只是结构和功能还很不完善。小心脏也已经开始有规律地跳动。胚胎的长度有 0.6 厘米，像一颗小松子仁，包括初级的肾和心脏等主要器官都已形成，神经管开始连接大脑和脊髓。四肢开始出现了，但还是不规则的凸起物，医学上称它们为"胎芽"。

孕妈妈

由于雌激素和孕激素的刺激作用，孕妈妈会感到胸胀、乳房变大变软、乳晕颜色变深、时感困倦、排尿频繁，清晨起来常觉得恶心、呕吐，同时伴有头晕、食欲不振、厌恶油腻食物等症状。

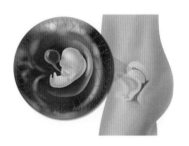

2.注意体内电解质与水的平衡

早孕期要多饮水、多吃蔬菜和水果，以补充电解质。特别是孕吐反应严重者，身体易脱水，更要多吃一些水分高的食物或现榨果汁，如西瓜等。

为了保持体内电解质与水的平衡，孕妈妈在择食和摄食方面做到不偏食、不挑食，保证每日热量的基本供应，尽量摄取充足的营养且均衡合理地用膳，保持内环境的营养均衡，保证母体健康。

因为早期胚胎形成时期对营养素的需求不多，且妊娠反应期一般较短，所以大多数情况下不会影响胎儿的发育。但若妊娠反应严重，呕吐剧烈，水、米难进，则可能引起体内钠、钾等电解质丢失，孕妈妈要尽快去看妇产科医生和营养医生，尽早控制症状，必要时采取肠内营养和肠外营养综合治疗，纠正水、电解质紊乱。

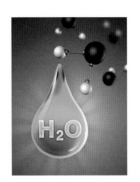

如果没有得到及时纠正和治疗，就会导致体内的电解质与水的平衡失调，造成代谢紊乱，使母体的健康受到严重危害，胎儿的健康难以得到保障。

3. 开始出现早孕反应

从本周开始，大多数孕妈妈会出现早孕反应，表现为：食欲不振、厌食、轻度恶心、呕吐、头晕、倦怠、低热等状况，这是孕产期间特有的正常生理反应。早孕反应一般在妊娠第 6 周出现，以后逐渐明显，在第 9 ～ 11 周最重，一般在停经 12 周左右自行缓解、消失。大多数孕妈妈能够耐受，对生活和工作影响不大，无须特殊治疗。

需要注意的是：早孕反应中有一种情况是妊娠剧吐，起初为一般的早孕反应，但逐日加重，表现为反复呕吐，除早上起床后恶心及呕吐外，甚至闻到做饭的味道、看到某种食物就呕吐，吃什么吐什么，呕吐物中出现胆汁或咖啡渣样物。孕妈妈如果出现了妊娠剧吐，就一定要去看医生，以免危及母婴的生命。

4. 缓解早孕反应的生活方法

了解一些相关的医学知识： 明白孕育生命是一项自然过程，是苦乐相伴的，增加自身对早孕反应的耐受力。

身心放松: 早孕反应是生理反应,多数孕妈妈在一两个月后就会自行好转,因此要以积极的心态度过这一阶段。

积极转换情绪: 生命的孕育是一件很自然的事情,要正确认识怀孕中出现的不适,学会调整自己的情绪。闲暇时做自己喜欢做的事情,邀朋友小聚、散步、聊天都可以。整日情绪低落是不可取的,这不利于胎儿的发育。

得到家人的体贴: 让家人做家务事,自己躺在床上吧。如果你想要吃什么,就叫家人去买。不要因为躺在床上觉得愧疚。记住,你正在为你们的小家庭孕育一个新生命。

5. 缓解早孕反应的饮食方法

选择易消化食物: 这个时期,胎宝宝的主要器官开始形成,孕妈妈的饮食要能够满足胎宝宝的正常生长发育和孕妈妈自身的营养需求。最好食用易消化、清淡、在胃内存留时间短的食物,如大米粥、小米粥、馒头片、饼干等,以减少呕吐的发生。

少食多餐: 孕妈妈可采取少食多餐的方法,不必拘泥于进餐时间,想吃就吃,细嚼慢咽,尤其要多吃富含蛋白质或维生素的食物,如奶酪、牛奶、水果等,多喝水,少饮汤。

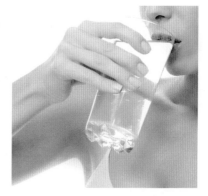

晨起喝开水、吃点心: 为了缓解晨吐症状,孕妈妈最好清晨起来即喝一杯温开水,通过温开水的刺激和冲洗作用,增加血液的流动性,激活器官功能,使肠胃功能活跃起来。还可在床边准备一些小零食,如水果、花生米等,喝完开水后再吃点小零食,可以帮助抑制恶心。

烹调多样化: 应根据孕妈妈的口味和早孕反应情况,选用烹调方法。喜酸、嗜辣者，烹调中可适当增加调料，激发孕妈妈的食欲；呕吐脱水者，可多食水果、蔬菜，补充水分、维生素和矿物质。呕吐者比较敏感者，可以适当食用冷食或将热食晾凉再用，以防止呕吐。

6. 如何防止意外流产

避免物理伤害： 在日常生活中，要时刻注意小心保护腹部，避免外力伤害引发流产。

避免有毒有害物质： 避免接触有害理化物质，如苯、汞、放射线等。

避免去人多的地方： 尽量保护自己，不去人群密集的地方，不去传染病高发区域，少和小动物接触以避免寄生虫病或传染病。

远离性生活： 孕早期，孕妈妈体内的小生命尚不稳定，如果此时进行性生活，很可能会引发流产。因此，准爸妈们应继续克服，远离性生活。

运动适量： 胎宝宝此时着床的情况还不是很稳定，医生一般都建议运动量不能过大，不可过度劳累，避免搬运重物或做激烈运动，而驾驶与外出次数也应尽可能减少。游泳、骑马、打球等活动都应尽可能避免。

准爸爸行动起来： 小生命开始在妻子体内安家了，这个时候准爸爸要行动起来，在日常生活中，尽量多照顾妻子，减轻妻子的负担和压力。

7. 开启胎教时刻

要当妈妈了，你是什么感觉呢？是满怀期待，充满希望和想象，还是略微有些紧张和不安呢？也许你已经习惯于当妈妈的女儿，却还未做好成为孩子妈妈的准备。所以，在本周的胎教中，不妨读一些美丽的诗篇，如中国《古代儿童诗歌选》，国外诗人泰戈尔的诗集《飞鸟集》，感受诗歌中的童心异趣，提前体会一下当妈妈的感觉吧！

三、孕7周：出现早孕反应

在本周，你的腹部依然没什么变化，但是日渐激烈的早孕反应却时时提醒你，腹中的胎儿正在成长发育。你可能晨吐得厉害，对什么食物都不感兴趣，情绪容易起伏……这些都是正常反应，你要学会调适好自己。

1.胎宝宝和孕妈妈的奇妙变化

胎宝宝

胚胎的细胞仍在快速地分裂，到本周末时，胚胎大小就像一粒蚕豆，有一个特别大的头，在眼睛的位置会有两个黑黑的小点，鼻孔开始形成，腭部开始发育，耳朵部位明显突起。胚胎的手臂和腿开始伸出嫩芽，手指也从现在开始发育。这时心脏开始划分成心房和心室，而且每分钟的心跳可达 150 次，脑垂体也开始发育。

孕妈妈

大多数孕妈妈仍会有晨吐现象。有的孕妈妈孕吐反应强烈，什么东西都吃不下；而有的孕妈妈则随时可能会有饥饿的感觉而吃掉很多东西。总之，此时胎儿的器官正在生长，孕妈妈不管食欲如何，要想办法保证营养的补给，选择的食物可以少而精。

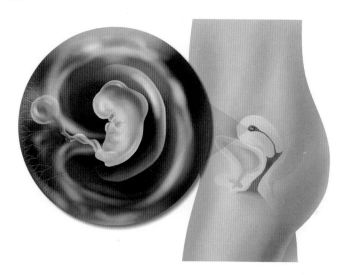

2. 他们说的"酸儿辣女"是真的吗？

怀孕了，孕妈妈可能迫切地想知道腹中胎儿的性别。民间的说法"酸儿辣女"是真的么？喜欢吃酸的就预示着生男孩，喜欢吃辣的就可能怀的是女孩？

答案，并非如此。据研究发现，生男生女主要取决于让卵子受精的备孕男性的精子。人体细胞的染色体有23对，其中22对是常染色体，剩下的1对可以决定宝宝的性别，这对染色体就是性染色体——X染色体和Y染色体。女性的性染色体是XX，只能形成1种卵子——含有1条X染色体的卵子；男性的性染色体是XY，可形成2种精子——含X染色体的精子和含Y染色体的精子。如果卵子和含有XX染色体的精子相结合，受精卵就会发育成女孩；如果卵子和含有XY染色体的精子相结合，受精卵就会发育成男孩。

所以，仅以口味的变化来判断胎儿的性别是毫无科学根据的。生男生女完全是随机的，无论宝宝是男孩还是女孩，都应以最愉快的心情来接受，绝不可有性别歧视哦！

3. 如何吃酸才健康

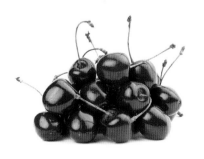

从营养角度来看，一般怀孕2～3个月后，胎儿骨骼开始形成。构成骨骼的主要成分是钙，但是要使游离钙形成钙盐在骨骼中沉积下来，就必须有酸性物质参加。

酸性食物大多富含维生素C，维生素C也是孕妈妈和胎儿所必需的营养物质，是胎儿形成骨骼、牙齿、结缔组织及一切非上皮组织间黏结物所必需的营养素，维生素C还可增强母体的抵抗力，促进孕妈妈对铁质的吸收作用。

人工腌制的酸菜、醋制品虽然有一定的酸味，但维生素、蛋白质、矿物质、糖分等多种营养几乎丧失殆尽，过多食用对母体、胎儿健康无益。喜吃酸食的孕妈妈，最好选择既有酸味营养又丰富的樱桃、杨梅、石榴、橘子、酸枣、青苹果等新鲜水果，这样既能改善胃肠道不适症状，也可增进食欲，增加营养，有利于胎儿的生长，一举多得。

4. 孕妈妈感冒了，如何应对

孕妈妈要避免患感冒，尽量少去公共场所，加强营养，保证睡眠，少与感冒患者接触，减少感染的机会。若不幸患上感冒，应在医生指导下选用安全有效的方法进行治疗，自己千万不可随意服药，以免对母体和胎儿造成不良影响。根据不同的症状，一般可选用以下几种方法：

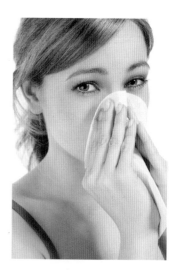

轻度感冒

感冒了，但不发热，或发热时体温不超过 38℃，可增加饮水，补充维生素 C，充分休息，症状就可得到缓解。如果有咳嗽等症状，可在医生指导下用一些不影响胎儿的中草药。

重度感冒，伴有高热、剧咳

当孕妈妈体温在 39℃ 以下时，可选用柴胡注射液退热和纯中药止咳糖浆止咳。同时，也可采用湿毛巾冷敷，或用 30% 左右的酒精（或将白酒兑水冲淡一倍）擦浴，起到物理降温的作用。抗生素可选用青霉素类药物，不可使用喹诺酮（如氟哌酸等）和氨基糖苷类（如链霉素、庆大霉素等）药物。

如果孕妈妈体温达到 39℃ 以上，且持续 3 天以上，可分以下两种情况来处理。

第一种情况：孕妈妈感冒的时间是处在排卵后两周内，用药就可能对胎儿没有影响。

第二种情况：感冒的孕妈妈处在排卵后 2 周以上，这一时期，胎儿的中枢神经已开始发育，孕妈妈如果高热 39℃ 持续 3 天以上，就可能对胎儿造成影响。如果出现以上情况，就需要与医生、家人共同商讨是否继续本次妊娠。因为孕妈妈在怀孕 3 ~ 8 周之后患上感冒并伴有高热，这时病毒可通过胎盘屏障进入胎儿体内，有可能造成胎儿先天性心脏病、兔唇、脑积水、无脑和小头畸形等。同时，感冒造成的高热和代谢紊乱产生的毒素会刺激子宫收缩，增加新生儿流产和死亡的概率，因此，这时必须权衡利弊综合，慎重地考虑是否继续妊娠。

5. 胎教时刻：有利于胎教的呼吸法

孕妈妈的情绪对胎宝宝有着不可估量的作用，因此，保持宁静、愉悦的心情，对于提高胎教效果非常重要。正确的呼吸法，对稳定情绪和集中注意力非常有效。

进行呼吸法的练习时，衣服尽可能穿得舒服，场地可以自由选择。坐或站都行，关键是腰背舒展，全身放松，微闭双眼，手可放在身体两侧，也可放在腹部，只要觉得舒服就好。

准备好后，用鼻子慢慢地吸气，在心里默默地慢数 5 下，自觉平时肺活量好的孕妈妈可以数 6 下。吸气时，要让自己感到气体被储存在腹中，然后慢慢地将气呼出来，用嘴或鼻子都可以。总之，要缓慢地、平静地呼出来，呼气的时间是吸气时间的两倍。

练呼吸法时，尽量把注意力集中在吸气和呼气上，不要想其他事情，一旦习惯了，注意力就会自然集中。进行胎教前练习呼吸法，精神会被集中起来，胎教效果自然也就提高了。

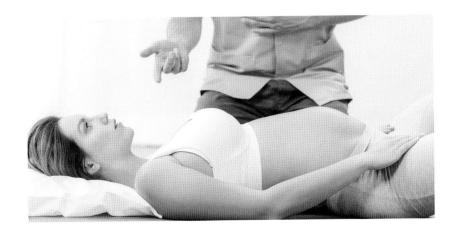

四、孕8周：情绪波动的孕妈妈

本周孕妈妈腹部依然平坦如初，但从现在开始到20周，胎儿将进入迅速成长期，并在几个星期内就会有明显的轮廓。迫不及待的你在最近的产检时，可以通过B超看到宝宝的模样了。

1. 胎宝宝和孕妈妈的奇妙变化

胎宝宝

心脏和大脑已经发育得非常复杂，眼睑开始出现褶痕，鼻子的雏形开始出现，胳膊在肘部变得弯曲，而且心脏的上方也有少量的弯曲。可爱的胎宝宝就开始在羊水中进行类似游泳般的运动了。

孕妈妈

孕妈妈子宫增大，但腹部外观仍无明显改变。体重比孕前增加1.5～2.5千克。但也有早孕反应大的孕妈妈体重反而减轻了，只要体重减少不是很明显，就不用太过担心。

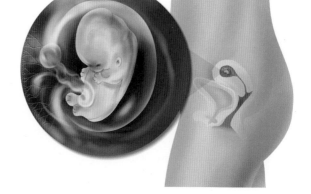

2. 多摄入有助于身心愉悦的食物

不好的情绪和心理对孕妈妈和胎宝宝都会产生不良的影响，所以孕妈妈要学会自我调节与放松。下列食物就可以帮助孕妈妈赶走坏情绪（表2-1）。

表 2-1　有助于身心愉悦的食物

豆类食物	大豆中富含人脑所需的优质蛋白和 8 种必需氨基酸，这些物质都有助于增强脑血管的功能。身体运行畅通了，孕妈妈心情自然就舒畅了
菠菜	菠菜除含有大量铁元素外，更有人体所需的叶酸。人体若缺乏叶酸会导致精神疾病，包括抑郁症和阿尔茨海默症等
香蕉	香蕉可向大脑提供重要的物质——酪氨酸，使人精力充沛、注意力集中，并能提高人的创造能力。此外，香蕉中含有可使神经"坚强"的色氨酸，还能形成一种叫作"满足激素"的血清素，它能使人开朗、感受到幸福，预防抑郁症的发生
南瓜	南瓜富含维生素 B_6 和铁，这两种营养素能帮助身体将所储存的血糖转变成葡萄糖，葡萄糖是脑部唯一的原料
樱桃	长期面对电脑的孕妈妈会有头痛、肌肉酸痛等毛病，可吃樱桃改善这些状况

3. 敏感时期，远离宝宝致畸源

怀孕 4 ~ 7 周，是胎宝宝组织和器官分化的关键时期，此时最为敏感，有害因素很容易导致胎宝宝畸形。因此，孕妈妈必须了解哪些是容易导致胎宝宝畸形的常见因素，努力避开这些因素：

烟、酒的刺激

吸烟或被动吸烟都会影响胎宝宝发育：目前尚未见明显引起胎宝宝畸形的病例，但造成出生低体重儿、发育迟缓儿极常见。如果烟、酒持久刺激直到儿童期，亦将影响其成年后的身体。因此孕妈妈本人不吸烟，也要回避受烟污染的环境。

人人均应注意公共道德，不在公共场所吸烟，以免伤害他人身体健康。

酒精是公认的致畸物： 酗酒的丈夫精子质量可能受影响。孕妈妈饮酒，胎宝宝致畸率极高，如酒精综合征患儿多处畸形、发育迟缓及智力低下。因此孕期尤其孕早期，孕妈妈应绝对禁酒。如果月经过期，虽尚未诊断妊娠，准爸爸也应暂时禁酒。

药物的影响

孕妈妈用药有很多禁忌。因为有些药物对胎宝宝危害较大，甚至可导致胎宝宝畸形。致畸药物很多，通常有以下几类药物：

抗生素类药物： 如四环素、土霉素、链霉素、庆大霉素、新霉素等。四环素、土霉素可造成胎宝宝短肢畸形，囟门隆起，先天性白内障，妊娠末期服用可造成儿童期牙釉质发育不良。链霉素、庆大霉素类药物可损害胎宝宝第八对脑神经，导致先天性耳聋，还可损害肾脏功能。新霉素可使胎宝宝骨骼、脚趾发育异常，肾肺小动脉狭窄、先天性白内障，以及智力障碍。

抗疟药： 如奎宁、氯喹乙胺嘧啶，可致胎宝宝多发畸形，如耳聋、四肢缺损、脑积水等。

治疗糖尿病类的药物： 如氯硫丙尿、达麦康、糖斯平等，可致肢体畸形、兔唇、死胎等。

巴比妥类及其他镇静催眠药物： 如苯妥英钠、扑痫酮等，可致肢体、面部及脑发育畸形。

抗癌类药物： 如更生霉素、环磷酰胺、5-氟斡啥淀、唾替哌等，可致无脑儿、脑积水、腭裂、兔唇、肾及输尿管缺损、四肢及眼畸形等。

激素类药物： 如乙烯雌酚、黄体酮、雄激素、可的松。口服避孕药可致胎宝宝生殖器官畸形，如女胎男性化、阴蒂肥大、阴唇融合、男胎尿道下裂等。

抗凝血药物： 如肝素、双香豆素、阿司匹林、水杨酸等也可致畸，并可诱发出血性疾病。

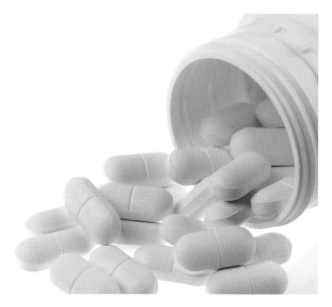

常被忽视的发热因素： 发热是常见的致畸因素。热度越高，持续越久，致畸性越强。因此，孕早期孕妈妈要注意天气变化，避免接触发热患者，少去空气不洁、人员拥挤的公共场所，尽量避免患发热性疾病。发热的致畸性常超过病源，一旦发热，应马上去医院进行降温治疗。一些容易造成体温升高的工作或沐浴方式，如高温作业、桑拿浴、热盆浴等，均不适于孕早期的孕妈妈，应尽量避免。

妊娠呕吐及偏食、挑食： 孕早期呕吐是正常反应，挑食、厌食也是常见现象。但是，严重呕吐会影响孕妈妈的营养吸收，导致胎宝宝发育异常，必须及时治疗。偏食、挑食会造成营养失衡，也会影响孕妈妈身体健康，不利于胎宝宝生长。因此，孕早期要克服妊娠反应影响，少食多餐，尽量平衡膳食，保持起码的营养，避免饥饿。发现异常情况，应及时处理，必要时去医院检查，以减少疾病发生机会。

接触有毒、有害物质

工作或生活中的一些有毒、有害物质也能使胎宝宝畸形，孕妈妈在工作中或生活中都应注意尽量避免接触这些物质，如放射线、农药、铅、汞、镉等。职业接触的物质性质不明时，可向医生咨询，以便能控制接触时间、剂量等，做好防范工作，减少对胎宝宝的危害。

4. 关于先兆流产的临床表现和预防措施

孕早期是流产的高发期，因此，孕妈妈要了解一些预防流产的措施，避免人为因素引起的流产。如果妊娠反应阳性，结合体温和B超检查认为适合保胎时，应在医生的指导下进行保胎治疗；特别要引起注意的是，如果阴道出血多于月经量，或其他诊断查明胎儿死亡或难免流产，应尽早中止妊娠，防止出血及感染。

孕妈妈若怀孕以后，阴道有少量出血，根据流血量和积聚在阴道内时间的不同，颜色可为鲜红色、粉红色或深褐色。有时伴有轻微下腹痛，以及腰骶部酸胀不适等。孕妈妈发现自己有先兆流产的迹象应尽快到医院检查，以明确病因和胎儿的状况，如经医生证实，胚胎正常妊娠继续，保胎的孕妈妈就要特别注意孕期生活习惯和情绪变化。注意阴道出血量、颜色和性质，随时观察排出液中是否有组织物，必要时保留卫生护垫（24小时）供医生了解病情，医生可根据出血量及腹痛情况随时了解先兆流产的发展情况。

非人为原因，绝大部分的自然流产是由于胚胎不健全，发生萎缩变形所致，这些胚胎有60%～70%是因染色体异常或受精卵自身的问题，受精卵长到某种程度后，自然萎缩，从而引发死胎、流产。自然流产是不论以何种方法都不能避免的，所以，妇产科医生也会安慰这些不幸的孕妈妈们，不要太过内疚，这是自然界优胜劣汰的结果，我们不可强求。

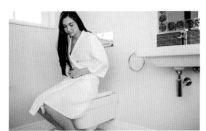

保胎期间要尽可能地减少刺激，禁止性交，避免不必要的妇科检查。若下腹阵痛加剧，出血量不多，应区别是否有其他并发症，并及时告知医生；如有组织物排出或出血量增加，应带排出物去医院就诊；遇有阵发性下腹剧痛伴出血增多，也应及时到医院就诊。

总之，并不是出现绞痛、阴部出血就一定要保胎，是否适宜继续妊娠，能否保住胎儿也是不确定的，应听取医生的建议。下列预防流产的措施，孕妈妈应当在孕前或是孕中了解：

◎计划在最佳生育年龄生产，不要当高龄产妇或高龄准爸爸。

◎谨记自己的末次月经日期以及可能受孕的时间。

◎注意均衡营养，补充维生素与矿物质。

◎养成良好的生活习惯，起居要规律，学会缓和情绪反应和缓解工作压力。

◎改善工作环境，尽可能地避开可能对胎儿发育不好的污染物质。

◎孕前要检查有无相关的感染，必要时先治疗自身疾病，治愈后再考虑妊娠。

◎黄体期过短或分泌不足的女性，最好在月经中期和怀孕初期补充黄体酮。

◎若患有内科合并疾病，应先治疗，最好等病情得到控制或稳定一段时间后根据专科医生的医嘱再准备怀孕。

◎如果证实为子宫颈松弛，最好在怀孕 14 ~ 15 周施行子宫颈缝合术。

◎习惯性流产的女性（自然流产 3 次以上）应该进行详尽的检查，包括妇科 B 超检查、血液特殊抗体监测、内分泌激素测定和夫妻双方血液染色体分析等。

5. 宫外孕的温馨提示：早预防、早诊断

宫外孕是孕妈妈最恐惧的事情，它是一种较常见的急腹症，也是妇科急症之一。宫外孕是指受精卵受到某些原因影响，在子宫腔以外的部位着床发育，也称异位妊娠。

宫外孕一般由输卵管受损引起

由于受精卵无法从受损的输卵管中通过，就黏附在输卵管中并且生长。宫外孕必须及时终止妊娠，否则会因着床部位破裂而大出血，大量内出血可导致孕妈妈休克甚至死亡，而治疗宫外孕的关键是及早发现宫外孕。因此，了解一些宫外孕征兆，对于及早发现宫外孕是很重要的。在刚刚怀孕的几周，宫外孕引起的反应跟正常怀孕的反应大多是一样的，例如，月经不来、疲劳、恶心和乳房酸痛等，

但除此之外宫外孕还有以下这些特别的征兆：

突发盆骨或者腹痛： 90% 左右的宫外孕者常有突发性剧痛，起自下腰部，呈撕裂样疼痛。开始会从侧下腹部开始，然后慢慢地会蔓延到整个腹部。

有停经史： 70% ~ 80% 的宫外孕者有停经史，也有少数女性在下一次月经前就已经发生了宫外孕，这种情况有可能误将阴道出血认为是月经血而被忽视。

阴道出血： 发生宫外孕后多有不规则的阴道出血，色深暗，尿少。如果孕妈妈发生剧烈腹痛但无阴道出血，也应警惕宫外孕。

晕厥与休克： 宫外孕还会导致急性大量内出血，伴有剧烈腹痛，引起头晕、面色苍白、脉搏细弱、血压下降、冷汗淋漓甚至出现晕厥与休克。

可能引起宫外孕的因素

可能引起宫外孕的因素有以下几点：

经常抽烟： 抽烟的数量越多，患宫外孕的风险越高。

患有盆腔炎症： 这通常是由于淋病和衣原体引起感染的结果，盆腔炎症会导致输卵管不通畅而导致宫外孕。

患有子宫内膜异位症： 这也有可能引起输卵管内组织受损而导致宫外孕。

因此怀孕后最好在孕 6 ~ 7 周时去专科医院进行 B 超检查，以确定是否宫内正常妊娠。

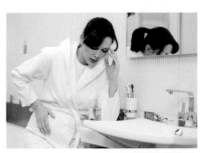

6. 孕早期疲惫正确应对

上班族孕妈妈小雨自孕 2 月起，感觉整天浑身疲惫、嗜睡。没有办法，只好向公司申请每天上半天班，另外半天在家休息。怀孕期间，由于身体受到激素影响，再加上腹中胎宝宝成长需要许多能量，因此，孕妈妈很容易产生疲惫感或身体酸痛。这是怀孕期间的正常现象，不用过度担心。只要适度调整一下生活作息，加强营养，增加喝水次数，保持愉悦心情，就可以减轻疲惫感。

多吃富含维生素的食物： 维生素 B₁ 可以促进糖类的代谢，帮助肝糖元的生成并转变成能量，可以迅速恢复体力、消除疲劳。维生素 C 可以调整身体上的压力与情绪的不安定状态。维生素 E 有扩张末梢血管的作用，不但可以改善手脚的末梢血液循环，还可以将营养输送到脑部，对于脑部的血液循环也有很好的帮助。

调整三餐饮食： 早餐应多吃富含纤维素的全麦类食物，搭配富含优质蛋白的食物，这样就会感觉精力充沛。午餐应控制淀粉类食物的摄入量，孕妈妈如果午餐吃了大量米饭或马铃薯等淀粉食物，会造成血糖迅速上升，从而产生困倦感，所以午餐时淀粉类食物不要吃太多。还应该多吃些蔬菜和水果，以补充维生素，有助于分解早餐所剩余的糖类及氨基酸，从而提供能量。晚餐则越简单越好，千万不要吃太多，因为一顿丰盛、油腻的晚餐会延长消化系统的工作时间，导致机体在夜间依然兴奋，进而影响睡眠质量，使孕妈妈感到疲倦。

多休息： 怀孕期间，孕妈妈想睡就睡，不必做太多事，尽可能多休息。

7. 胎教时刻：多想胎宝宝可爱的样子

这一阶段的胎宝宝还只是一个"小芽儿"，孕妈妈可以想象一下他出生以后的模样。

想象一下，他（她）长得像谁？他（她）的性格是什么样的？你希望他将来成为一个什么样的人？当那些想象中的画面一一出现时，你身上的每一个细胞都会变得兴奋而充满活力。

有些科学家认为，在母亲怀孕时如果经常想象孩子的形象，在某种程度上会与将要出生的胎儿比较相似。因为母亲与胎儿在心理与生理上是相通的，孕妇的想象和意念是构成胎教的重要因素。母亲在构想胎儿形象时，会使情绪达到最佳状态，使体内具有美容作用的激素增多，使胎儿面部器官的结构组合及皮肤的发育良好，从而塑造出理想的胎儿。

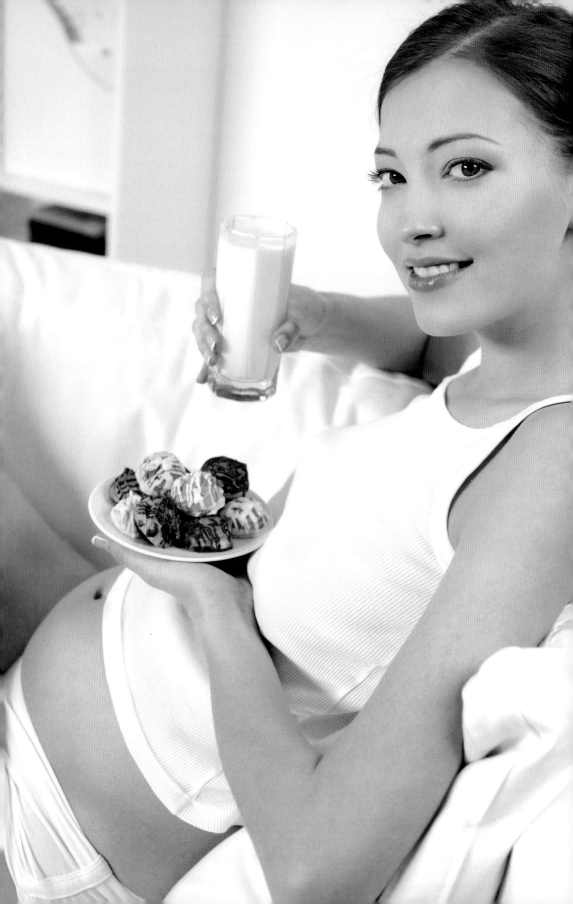

Chapter 3 　孕3月（9～12周）：
害喜月的特别呵护

"害喜"这个词真是太精准了！

"害"的意思是不好，如"害人""害怕"等，偏偏后面跟了个喜庆的"喜"字，这两个字合在一起，把孕妈妈孕早期那种痛并快乐的境况表达得淋漓尽致。

没错，害喜的时光，就是痛并快乐着的时光。

不管怎样，坚强点，为了腹中的小生命！

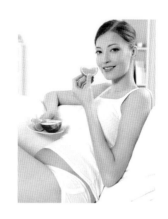

这段时光将成为你生命中非常难忘的时光。

一、孕9周：努力为宝宝汲取营养

从本周开始，孕妈妈腹中曾经的胚芽已经开始是一个五脏俱全、初具人形的小人儿了，也就是胎儿。妊娠9周以后的时期，称为"胎儿期"。在"胎儿期"孕妈妈会感觉整个身体都在发生变化，在穿着和饮食方面需要有所注意。

1.胎宝宝和孕妈妈的奇妙变化

胎宝宝

胎宝宝的五官逐渐形成，头部占身体的 1/4。同时，上肢和下肢的末端出现了手和脚，手指和脚趾像鸭掌一样连在一起。他不断地动来动去，不停地变换着姿势。他的胳膊已经长出，在腕部两手呈弯曲状，并在胸前相交。腿在变长，而且脚已长到能在身体前部交叉的程度了。

孕妈妈

你现在的子宫已增大了 2 倍，大概有网球那么大。随着子宫逐渐增大，孕妈妈会感觉到整个身体都在发生变化。虽然你的体重没有增加太多，但是乳房胀大了不少，乳头和乳晕色素加深。孕妈妈可能常感到腿部紧绷发痛，腰部酸痛。孕妈妈的头发和皮肤也在发生着细微的变化，感觉头发很厚、有光泽或油腻、薄、柔软，记住一定不要吹风、烫发或染发。恶心、呕吐的不适感让孕妈妈很难高兴起来，有时孕妈妈会感觉自己很孤独，其实大多数的孕妈妈都会体验这种状态。

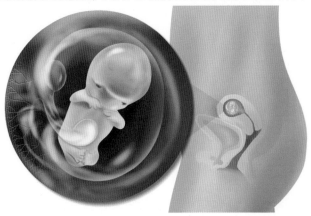

2. 穿着的讲究

怀孕前，可以穿紧身的衣服，以显示形体美；怀孕后就不能穿了，应该穿宽大舒适的衣服。因为，女性怀孕后，胎儿在母体内不断发育成长，会使母体逐渐变得腹圆腰粗，不便行动。孕妈妈为了适应哺乳的需要，乳房也逐渐变得丰满。此外，孕妈妈本身和胎儿所需氧气增多，呼吸通气量也会增加，胸部起伏量增大，孕妈妈的胸围也会增大。如果再穿原来的衣服，特别是紧身的衣服，就会影响呼吸和血液循环，甚至引起下肢静脉曲张和限制胎儿的活动。

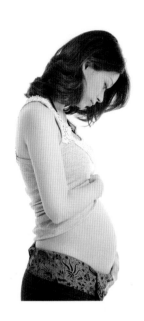

孕妈妈的服装应以宽松、舒适、大方为主

一般来说，孕妈妈夏季易出汗，宜穿肥大不贴身的衣服，如穿不束腰的连衣裙或胸部有褶和下摆宽大的短衣服，裤子的腰部要肥大，也可穿背带裤。

冬天要穿厚实、保暖、宽松的衣服，如羽绒服或棉织衣服，既防寒又轻便。现在市场上有很多孕妇服装出售，孕妈妈可购买适合自己的孕妇装。

3. 妊娠剧吐怎么办

妊娠剧吐时应采取以下措施：

保持乐观的精神： 妊娠剧吐是怀孕早期所特有的，大多数孕妈妈在孕期3个月后剧吐现象就会渐渐消失，因此孕妈妈不要为此而顾虑，应保持乐观的精神。

到医院接受检查： 首先排除由消化系统或神经系统疾病所引起的呕吐。

合理膳食： 随意膳食，做到什么时候能吃就吃，什么时候想吃就吃，吐了之后能吃还吃，尽可能细嚼慢咽，以利于消化和吸收。在择食和摄食方面做到不偏食、不挑食，科学、合理地搭配食用，保证每日热量的基本供应和营养的均衡摄入，以保持内环境的营养均衡，保证母体健康。

多饮水：为了保持水、电解质的平衡，要注意多饮水、多吃蔬菜和水果，以补充水和电解质。

避免用药，遵从医嘱采取相应的治疗措施：孕早期孕妈妈要尽量避免用药，因为某些药物有可能导致胎宝宝畸形，孕妈妈可在医生允许情况下，通过输液补充机体丢失的水分、电解质和能量。经积极治疗无效，孕妈妈出现持续性黄疸、精神问题等情况时，可以考虑进行治疗性流产。

另外，孕妈妈如果连续两天都吃不进东西，或者怀疑自己是食物中毒，或者呕吐伴随着高热的话，也一定要立即就医。

穿着尽量舒适：孕妈妈穿衣以舒适为宜，腰部太紧的服装会加剧呕吐。

充分休息：孕妈妈可以使用孕妇专用枕头来保护背部和胃，提高睡眠质量，并保证每天的休息都很充足。

早晨进食后卧床休息：可以在床上吃早饭，进食后继续卧床 30 分钟再起床，也可以吃一个烘烤过的土豆，或吃一根香蕉，香蕉里含有钾，可以减少晨吐。

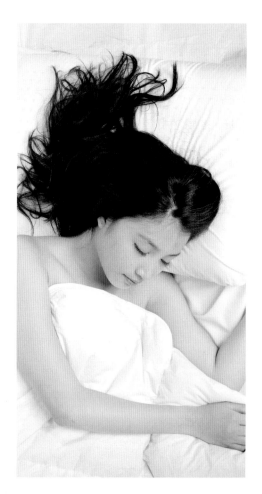

4. 如何应对先兆流产

先兆流产是指出现流产的先兆，但尚未发生流产，具体表现为已经确诊宫内怀孕，胚胎依然存活，阴道出现少量出血，并伴有腹部隐痛。通常先兆流产时阴道出血量并不很多，不会超过月经量。先兆流产是一种过渡状态，如果经过保胎治疗后出血停止，症状消失，就可继续妊娠；如果保胎治疗无效，流血增多，就难免会发展为流产。

先兆流产的原因比较多，例如孕卵异常、内分泌失调、胎盘功能失常、血型不合、母体全身性疾病、过度精神刺激、生殖器官畸形及炎症、外伤等，均可导致一些先兆流产的症状。

出现先兆流产的孕妈妈要注意休息，不要参加重体力劳动或进行剧烈运动，严禁性生活，同时要保持情绪的平稳，禁忌过度悲伤、惊吓等。

在饮食上要注意以下几点：

◎宜食清淡、易消化、富有营养的食物，可多吃豆制品、瘦肉、鸡蛋、猪心、猪肝、猪腰、牛奶等食物。

◎从中医的角度看，气虚者宜多吃补气固胎的食物，如鸡汤、小米粥等；血虚者宜益补血安胎，宜食糯米粥、大枣、羊肉、羊脊、羊肾、黑豆等；血热者宜清热养血，宜食丝瓜、芦根、梨、山药、南瓜等。

◎忌食薏米、肉桂、干姜、桃仁、螃蟹、兔肉、山楂、冬葵子等容易导致滑胎的食物。

◎忌辛辣刺激、油腻及偏湿热的食物，如红干椒、羊肉、狗肉、猪头肉、姜、葱、蒜、酒等。

5. 多摄入有利于胎宝宝大脑发育的食物

本月是胎宝宝大脑发育的关键时期，因此，孕妈妈要有意识地摄入有利于胎宝宝大脑发育的食物。

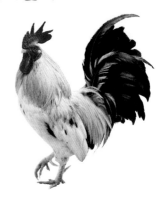

脂质：对大脑来说，脂质是第一重要成分，占脑细胞的60%，它是构成大脑细胞的建筑材料。这里的脂质是指结构脂肪，即多不饱和脂肪酸（PUFA），它可分为 ω-3 和 ω-6 多不饱和脂肪酸。其中 ω-3 同维生素、矿物质一样是人体的必需品，ω-3 不足容易导致心脏和大脑等重要器官障碍。ω-3 不饱和脂肪酸中对人体最重要的两种不饱和脂肪酸是 DHA 和 EPA。EPA 是二十碳五烯酸的英文缩写，具有清理血管中垃圾（胆固醇和甘油三酯）的功能，俗称"血管清道夫"。DHA 是二十二碳六烯酸的英文缩写，具有软化血管、健脑益智、改善视力的功效，俗称"脑黄金"。

蛋白质：蛋白质虽不是大脑的主要建筑材料，仅占脑细胞的35%，但它是大脑兴奋和抑制作用的机构单位，必须有它，大脑才能充分发挥记忆、思考等能力。

葡萄糖：葡萄糖是提供脑细胞活力的能源。

维生素、钙、磷：维生素和钙、磷等在大脑中所占比例虽然不高，却是脑部发育的必需物质。这些营养素大部分是母体自身不能制造的，必须靠膳食供给。

有利于胎宝宝大脑发育的食物如表 2-2 所示。

表 2-2 有利于胎宝宝大脑发育的食物

类别	名称
粮谷类	小米、玉米等
干果类	核桃、芝麻、花生、松子仁、南瓜子、栗子、杏仁等
蔬菜类	黄花菜、香菇等
水产品	深海鱼、海螺、牡蛎、虾、鱼子、虾子、海带、紫菜等
禽类	鸭、鹌鹑、鸡等

二、孕10周：保护好自己

　　到本周末，孕妈妈已经度过了流产危险期，小宝贝已经相对安全地待在他的"小家里"了。其实，胎宝宝已经开始经常活动了，只是孕妈妈尚无感觉而已。可以想象一下，胎儿在你的子宫里，像鱼儿一样游动，那是怎样一种神奇的景象？

1.胎宝宝和孕妈妈的奇妙变化

胎宝宝

　　已经很像个小人儿了，他的身长大约有4厘米，体重达到5克左右。

　　胎宝宝正在悄悄地迅速地长大。现在他基本的细胞结构已经形成，身体所有的部分都已经初具规模，包括胳膊、腿、眼睛、生殖器以及其他器官，但是这些器官还处于发育阶段。

孕妈妈

　　怀孕前，孕妈妈的子宫大概和一个小桃子一样大，到这周的时候，它已经长到一个大橙子那么大了。胎盘已经成熟，它是支持胎儿生长发育的营养大本营。孕妈妈的肚子越来越大，身体也开始变形。体重快速增加，腰更粗了，胸更大了。乳头上可能会长出白色的小微粒，这些微粒内含有白色的润滑剂，提早为母乳喂养做好准备。

　　受孕激素的影响，孕妈妈的神经特别敏感，常感觉烦躁、生气、伤心和易怒，有时这些变化集中在1分钟内，特别容易因一点小事而大动肝火。不要有负罪感，每一个孕期的女性都会有和你相同的感受。但要尝试调适好自己的心情，怀孕是一次学会调适自己的训练，要尽力做好。

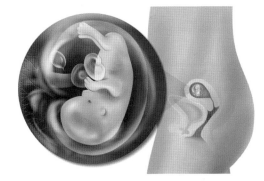

2. 孕期尿频怎么办

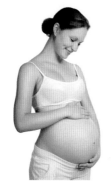

尿频是妊娠期较常见的生理现象，孕妈妈要消除顾虑，不要因为尿频苦恼，有了尿意应及时排尿，切不可憋尿，以免影响膀胱功能，造成尿潴留。小便时如果伴有疼痛或者小便颜色混浊，有患膀胱炎的可能，应及时去医院诊治。

保持饮食的酸碱平衡可预防尿频。应避免酸性物质摄入过量，以免加剧酸性体质。孕妈妈宜适当多吃富含植物有机活性碱的食品，少吃肉类，多吃蔬菜。平时还要适量补充水分，但不要过量喝水，临睡前 1 ~ 2 个小时最好不要喝水。

3. 少吃不利于安胎的食物

对孕妈妈来说，热性香料和凉性食物会刺激子宫的食物，在胚胎比较敏感的孕早期，还是少吃为宜。

热性香料： 八角、茴香、花椒、肉桂、桂皮、五香粉等都属热性香料。女性在怀孕期间，体温相应增高，肠道也较干燥，食用这些，会使胃肠腺体分泌减少，导致便秘或粪石梗阻。若用力屏气解便，会引起腹压增大，压迫子宫内的胎儿，易造成胎动不安、胎儿发育畸形、胎膜破裂而导致自然流产、早产等不良后果。

寒凉食物： 薏米、山楂、空心菜、苋菜、马齿苋、慈姑、螃蟹、甲鱼、豆腐皮、西瓜等食物属性寒凉，有活血、滑胎、利窍的作用，对安胎不利，孕妈妈多食会促进子宫收缩，甚至导致流产，孕早期应少吃或不吃。

4. 避免便秘或腹泻，合理饮食

在整个妊娠过程中，孕妈妈会消化功能下降，抵抗力减弱，易发生腹泻或便秘。腹泻或便秘不仅会使孕妈妈损失营养素，还会因肠蠕动亢进而刺激子宫，甚至引发流产。因此，孕妈妈饮食要特别讲究干净、卫生和新鲜。

另外，孕早期易发生便秘，所以要多食用富含纤维素的蔬菜、水果、薯类食品。水果中含有较多的果糖和有机酸，易发酵，有预防便秘的作用。此外，水分的补充也非常重要，要多喝鲜果汁、牛奶、开水等。

5. 孕早期头晕是怎么回事

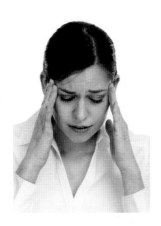

很多孕妈妈总是会突然感到一阵晕眩，特别是早晨起床后或久坐起立时，虽然晕眩感很快就会过去，但常常又会莫名其妙地再次出现。造成孕期头晕的因素究竟有哪些呢？

低血糖

怀孕后孕妈妈的新陈代谢加快，以至于孕妈妈血糖偏低，容易出现头晕、心悸、乏力、手颤和出冷汗等症状。再加上孕早期妊娠反应强烈，经常呕吐，食欲不好，也会加重头晕等低血糖症状。

针对这种情况，孕妈妈要注意营养摄入，一日三餐要吃好，尤其是早餐更要重视。平时注意多吃高蛋白和高糖类的食物。平时也可以随身带些饼干、酸奶、水果、糖果等，一旦出现头晕的现象，马上吃点东西就能缓解不适。

低血压

胎盘会分流一部分的血液，因此孕妈妈的血容量会稍稍有些下降，而血压下降会导致大脑供血不足，从而出现头晕、眼花和眼前发黑等症状。血压下降也会导致肢体供血不足，肢体缺血则会出现畏冷、疲乏、四肢无力等症状。

如果孕妈妈是由于这种原因造成的头晕，坐着或者躺着时不要一下子站起来，变换姿势时要尽量放慢动作，以免大脑供血不足。要多喝白开水，以增加血容量，洗澡的时候水温不宜过高，以防血管扩张血压下降。头晕发作时最好立即坐下，或者左侧卧休息。

生理性贫血

怀孕会使孕妈妈的血液相对稀释，红细胞数和血红蛋白量下降，由此造成生理性贫血，从而引起暂时性晕眩。孕妈妈要多吃一些含铁的食物，如瘦肉、动物血、鸡蛋黄、海带、花生等。做菜最好多用铁锅和铁铲，避免铁质流失。

在这里需要向孕妈妈说明的是，如果你只是偶尔有轻微的晕眩症状，就不必太担心，但是如果头晕比较严重，而且持续时间长，那么你就一定不可轻视。最好去医院做一个详细的检查，查明病因，对症治疗，以免发生意外。

6. 孕妈妈保持好情绪，孩子远离多动症

孕妈妈在妊娠期间的心理状态，对胎儿的身心发育具有很大影响。如果孕妈妈在妊娠期间受到不良情绪的困扰，往往会造成一些妊娠和分娩合并症，严重者可能会对孩子出生后的性格、智力有一些负面影响。

有严重焦虑情绪的孕妈妈常伴有恶性妊娠呕吐，还可能会导致早产、流产、产程延长或难产。专家发现，孕妈妈在妊娠期间如果存在过度紧张或焦虑心理，胎儿出生后往往表现为多动、容易激动、好哭闹，长大以后又会表现为情绪不稳定、易焦躁、易被激怒等。对多动症儿童调查后发现，这些儿童在胎儿期，其母亲大多都有过较大的情绪波动和心理困扰过程。

7. 孕期少化妆，宝宝更健康

在化妆品抽查中经常发现某种有害物质超标。如其中所含的砷、铅、汞等有毒物质被孕妈妈的皮肤和黏膜吸收后，可透过胎盘屏障进入胎儿体内，影响胎儿的正常发育，导致胎儿畸形。即使是常用的口红、染发剂、冷烫精，也会影响到胎儿的正常生长和发育，所以，为了确保孕期安全，还是尽量少化妆。

三、孕11周：有草莓那么大了

到本周，你腹中的胎儿已经有草莓那么大了，他的脖子开始渐渐形成，不再像从前那样与胸连在一起了。而与此同时，孕妈妈的早孕反应也在慢慢减轻，艰难的日子很快就要过去了。

1. 胎宝宝和孕妈妈的奇妙变化

胎宝宝

身长达到 4.5 ~ 6.3 厘米，体重达到 10 克。生长速度加快了，已经在子宫内开始做吸吮、吞咽和踢腿的动作，他维持生命的器官也已经发育成熟。

孕妈妈

你的子宫现在看起来像个柚子，子宫随胎儿生长逐渐增大，宫底可在耻骨联合之上触及，胎儿已经充满了整个子宫。体内的血液在增加。正常孕妈妈体内有 5 升血，到分娩时将增加 1 升——血量几乎增加了 20%。当你制造更多血液时，血压将恢复正常，头晕目眩、疲劳和头脑混乱的症状会有所减轻。

在这周你可能会发现在腹部有一条深色的竖线，这是妊娠纹，面部也会出现褐色的斑块，不必太担心，这些都是怀孕的特征，随着分娩的结束，斑块会逐渐变淡或消失。同时在本周孕妈妈的乳房会更加膨胀，乳头和乳晕的色素加深，同时阴道有乳白色的分泌物出现。

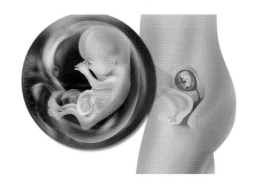

2. 应对妊娠期牙龈炎的相关措施

有些妈妈怀孕后牙龈常出血，甚至有时一觉醒来，枕头上血迹斑斑，但毫无痛觉；有的妈妈出现牙龈水肿，齿间的牙龈头部可能有紫红色、蘑菇样的增生物，只要轻轻一碰，牙龈就会破裂出血，难以止住，这就是困扰不少孕妈妈的妊娠牙龈炎。妊娠牙龈炎的发生率约为 50%，通常在孕 2～4 个月出现，分娩后自行消失。若妊娠前已有牙龈炎存在，妊娠会使症状加剧。

在饮食上，孕妈妈可以注意以下要点：

◎ 保证充足的营养。妊娠期妈妈比平时更需要营养物质，以维护包括口腔组织在内的全身健康。

◎ 多喝牛奶，吃含钙丰富的食品。

◎ 多食富含维生素 C 的新鲜水果和蔬菜，以降低毛细血管的通透性。

◎ 挑选质软、不需多嚼并易于消化的食物，以减轻牙龈负担，避免损伤。

3. 适量的有氧运动更健康

怀孕 16 周以内，也就是怀孕 4 个月以内的孕妈妈要保证进行适量的有氧运动。

游泳是孕妈妈的优选项目。游泳可以让孕妈妈全身肌肉都得到活动，促进血液流通，能让宝宝更好地发育；改善孕妈妈的情绪，减轻妊娠反应，对宝宝的神经系统发育有利；增加孕妈妈的心肺功能，减轻关节的负荷，消除淤血、水肿和静脉曲张。

若孕妈妈怀孕前一直坚持游泳，且怀孕期间身体状况良好，那么从孕早期到后期都可以继续进行。若不方便游泳，快步走、简单的韵律舞、爬楼梯等一些有节奏性的有氧运动，孕妈妈也可以每天定时做一两项。但跳跃、扭曲或快速旋转等运动孕妈妈则不宜进行，骑车更应当避免。

4. 胎教时刻：给宝宝取个好听的乳名吧

宝宝出生后，家中的长辈都会给宝宝取个响亮的名字。其实，按照胎教的理论，在孩子出生后再起名字就已经晚了。在怀孕第 6 个月，就应当给腹中的宝宝取一个乳名。准爸妈经常用亲切的乳名呼唤宝宝，并且经常和宝宝说话，这样可以更好地和宝宝进行感情交流。

四、孕12周：做第一次B超检查

本周是早孕阶段的末尾了，流产的可能性也减小了，可以做第一次B超检查了，所以之前一直憋着未向外发布喜讯的孕妈妈准爸爸们，本周不妨将喜讯传达给周围的亲朋好友吧！

1. 胎宝宝和孕妈妈的奇妙变化

胎宝宝

到这个月末，胎宝宝身长大约有9厘米，仍不如你的手掌大，但是，他从牙胚到指甲，身体的雏形已经发育完成。手指和脚趾已经完全分离，一部分骨骼开始变得坚硬，并出现关节雏形。胎宝宝越来越淘气，他时而踢踢腿，时而舒展一下小身体。他的大脑体积越来越大，占了整个身体的一半左右。内脏更加发达，小小的肾脏已经长成，并开始制造尿道准备进行排泄。

孕妈妈

孕妈妈的子宫随着宝宝的长大逐渐增大，妊娠12周时在肚脐和耻骨联合之间可以摸到子宫上缘。由于子宫变得更大，不再能适应它原来的正常位置——骨盆了，它正在向腹部平和地推进。过去宽松的衣服，现在虽然还可以穿，但是你会明显感觉到腰变粗了，同时你的臀部正在变得丰满了，这是在为子宫的生长腾出更多的空间。现在你的皮肤可能有些变化，脸和脖子上不同程度出现一些深浅不一的色素沉着，从肚脐到耻骨出现一条垂直黑褐色妊娠线。如果你白天基本上都是坐着，你会觉得尾骨有些疼痛。由于体内血液增多，心跳也会加快。呼吸时，你比平常多吸入40%~50%的空气，你的肋骨架也在扩展，这也就是说，文胸的尺寸要比平常再大一号了。

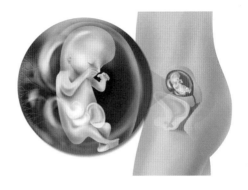

2. 用磁共振检查代替 CT 检查

孕妈妈尽量不做 CT 检查。除非有很特殊的情况，如其疾病危及母亲生命，需 CT 确诊等，一般情况下尽量避免因 CT 检查给胎宝宝带来的伤害。

3. 可以 B 超检测宝宝胎龄了

本周，你就可以去医院做第一次产前检查了。一般医生会给宝宝做一个 B 超。B 超单上会显示目前宝宝的许多数据，也包括判断宝宝的孕周哦！

B 超在产前检查中有如下作用：

◎监测胎儿宫内生长发育情况，诊断胎儿宫内生长发育是否受限。

◎检测胎儿器官的发育是否存在畸形。

◎确定胎位、胎盘、羊水、多胎状况。

◎检测过期妊娠。

◎辅助羊水穿刺检查。

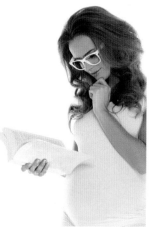

4. 辞职待产需要考虑的问题

若想在此期间辞职待产，辞职前应考虑以下三个问题：

家里的经济情况是否允许： 养育一个新的生命需要花费很多钱。若考虑不周就辞职，让准爸爸独自承担所有的压力，对夫妻关系可能会产生不好的影响。

辞职后如何打发时间： 辞职后，朋友和家人也不可能天天在家陪你，你可能会因不知做什么，觉得无聊，导致作息规律紊乱，影响心情和生活。

远离社交也是一个大问题： 辞职后，社交圈自然就小了，缺少了职场竞争压力，也缺少了动力，你很可能就此懈怠下来，沉浸于宝宝与老公营造的小环境中，视野渐渐狭窄，逐渐与快速发展的外界脱钩。等到宝宝稍大，再想重返职场时，发现为时已晚，可能已经跟不上时代。

5. 避免食用易致过敏的食物

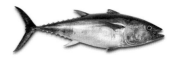

有过敏体质的孕妈妈若食用过敏性食物，不仅会导致胎儿患病，还会导致流产或胎儿畸形。这些过敏食物经消化吸收后，可从胎盘进入胎儿血液循环中，妨碍胎儿的生长发育，或直接损害某些器官，如肺、支气管等，从而导致胎儿畸形或患病。

要预防进食过敏性食物，孕妈妈必须注意下面几点：

◎不要吃过去从未吃过的食物或霉变食物。

◎不吃易过敏的食物，如虾、蟹、贝壳类食物及辛辣刺激性食物。

◎在食用某些食物后，如曾出现全身发痒、荨麻疹、心慌、气喘、腹痛、腹泻等现象，应注意不再食用这些食物。

◎过敏体质者应少吃异蛋白类食物，如动物肝脏、蛋类、奶类、鱼类等。

6. 胎教时刻：胎盘的重要作用

输送养分： 胎盘像一个复杂的"运输机器"，能运送胎宝宝生长发育所需的糖分、氨基酸及微量元素等，还能将母体内的免疫物质通过胎盘输送给胎宝宝。

呼吸： 胎盘把氧气通过母体内的血液送给胎宝宝，再把胎宝宝血液中的二氧化碳送回母体排出。

排泄： 胎宝宝的代谢废物，如尿液中的尿素，以及造成新生儿黄疸的胆红素等，都会通过胎盘，经由母体排出体外。

抵挡毒素： 胎盘有过滤功能，能抵御细菌、病毒等有害物质侵入胎宝宝体内。不过不是所有有害物质都可以由胎盘抵挡，如风疹病毒、巨细胞病毒、流感病毒等仍然可以通过胎盘侵害胎宝宝。

调整激素分泌： 不同阶段胎盘分泌相应的激素，以保障胎宝宝发育。如孕初期，以分泌绒毛膜促性腺激素为主，同时分泌黄体酮和雌激素，至妊娠足月时又分泌促使宫缩、胎宝宝娩出的激素。

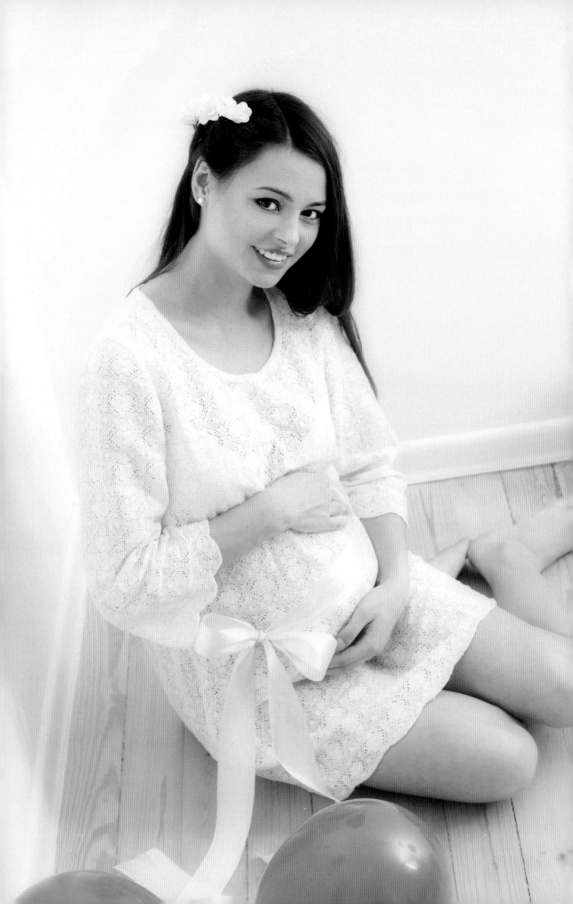

Chapter 4　孕 4 月（13 ～ 16 周）：
微微隆起的腹部

从这个月开始，你迎来了孕期中最平稳、愉快的孕中期。

那些让人难过的孕吐啊、疲惫啊，终于过去了。

孕妈妈胃口好起来了，

精神抖擞起来了，

心情也变得好起来了。

而更让你惊喜的是，你腹中的胎宝宝，已经会支配自己的手脚了，甚至会把手指放到嘴巴玩了。

在这个月末，你甚至有可能感受到第一次胎动。

是不是很期待呢？

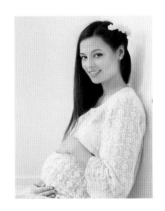

到本周，孕妈妈腹中的胎儿已经由草莓大小长成桃子大小了，有的孕妈妈已经能察觉到腹部有轻微的突起，但从外表上看，依然还是没有什么变化。而进入孕中期的第一周，你的早孕反应已经基本离去，开始精力充沛起来。

1.胎宝宝和孕妈妈的奇妙变化

胎宝宝

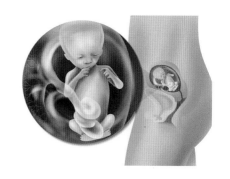

胎宝宝看上去更像一个漂亮娃娃了，眼睛突出在头的额部，两眼之间的距离在缩小，耳朵也已就位。他的身体在迅速成熟，腹部与母体连接的脐带开始成形，可以进行营养与代谢废物的交换。

孕妈妈

本周，你是不是感觉自己又恢复了以前的活力呢？痛苦的孕吐消失了，这是由于胎盘替代了激素的产生。再过两周甚至更短的时间，你就彻底不会再感觉恶心了。你的乳房正迅速地增大，由于腹部和乳房的皮下弹力纤维断裂，在这些部位出现了暗红色的妊娠纹。有些孕妈妈在臀部和腰部也出现了妊娠纹。此时你的子宫底在脐与耻骨联合之间，下腹部轻微隆起，用手可摸到增大的子宫。现在，你看起来很像个孕妈妈了，腹部开始变大，原来的衣服开始变得不合体了。

2.孕妈妈怎样选奶粉

孕妇奶粉是根据孕期特殊的生理需求而特别配制的，几乎强化了孕妈妈所需的各种维生素和矿物质，能全面满足孕期的营养需求。比如，孕妇奶粉中的钙元素是普通牛奶的3.5倍，可以为孕妈妈和胎儿提供充足的钙，预防缺钙性疾病。

喝孕妇奶粉，要根据具体情况具体对待。对健康孕妈妈来说，可以选择营养成分添加比较全面而均衡的奶粉。孕妈妈如果存在缺铁、缺钙等问题，可以着重选择相应营养含量较多的奶粉；如果孕期血脂升高，可以选择低脂奶粉。切记，喝孕妇奶粉就不需要再喝鲜牛奶了。

3. 口腔不适如何应对

孕期是一个特殊的生理时期，由于孕妈妈的内分泌和饮食习惯发生变化、体耗增加等，往往容易引起牙龈肿胀、牙龈出血、蛀牙、口腔异味等口腔疾病。

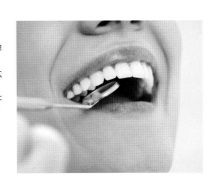

症状及原因

口腔不适对于孕妈妈的危害是显而易见的——孕期需要充足的营养，各种口腔不适会严重妨碍营养的吸收。

由于孕期拔牙等治疗有导致流产的危险（在怀孕之前检查一下牙齿是非常必要的），基于孕妈妈的舒适和牙科治疗的安全考虑，应尽量避免在孕早期和孕晚期做牙齿治疗。在孕中期时，如果孕妈妈身体情况稳定，可进行一些牙科治疗，以免口内有蛀牙或牙周病，到孕晚期发生更严重的病变，对母胎健康造成不利影响。

饮食调理

为了顾及孕妈妈口味的改变和爱好，各式酸、甜、苦、辣的食物，孕期都可以酌量食用，但应避免食用太多过于酸、辣或过于生冷的食物，以免肠胃无法负荷，导致剧烈腹泻，引发流产。

怀孕期间增加营养素的摄入，不仅可以起到保护孕妈妈的作用，使肌体组织对损伤的修复能力增强，对胎宝宝的牙齿和骨骼的发育也有帮助。除了充足的蛋白质外，维生素 A、维生素 D 及钙、磷等一些矿物质的摄入也十分重要。

4. 孕期最佳的运动方式

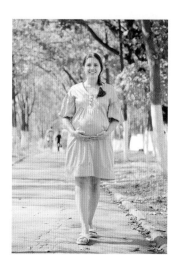

鉴于孕妈妈的生理特点，散步是增强孕妈妈和胎儿健康的有效方法。

孕妈妈散步可使腿肌、腹壁肌、心肌加强活动。散步时由于血管的容量扩大，血液循环加快，对身体细胞的营养，特别是对心肌的营养有良好的作用，同时，在散步时，肺的通气量增加，呼吸变得深沉，能增强神经系统和心肺的功能，促进新陈代谢。

孕妈妈散步时应注意以下问题：

散步的地点： 花草茂盛、绿树成荫的公园是理想的场所。这些地方空气清新，氧气浓度高，尘土和噪声少。孕妈妈置身于这样宜人的环境中散步，无疑会身心愉悦。也可以选择一些清洁僻静的街道作为散步地点。要避开空气污浊的地方，如闹市区、集市及交通要道等，因为在这种地方散步，不仅起不到应有的作用，反而对孕妈妈和胎儿的健康有害。

散步的时间： 可根据工作和生活情况安排散步时间，最好是在清晨或傍晚。散步时最好请丈夫陪同，这样也可以增加夫妻间的交流。

5. 孕期上下班的安全问题

上班的孕妈妈如果一定要按时上班，最好比别人早一些出门，让自己从容一些，这样不会急匆匆地赶公交车或地铁，还可以避开上班的高峰人群。注意选择那些不太拥挤的公交车，免得总是要提心吊胆地护着肚子里的宝宝。下班后，如果不方便提前一些时间离开单位，最好在办公室里逗留一会儿，避开下班人群。

孕妈妈可以每天清晨步行上班，可以呼吸新鲜空气，而步行下班产生的适度疲劳有利于睡眠、调解情绪等。但是孕妈妈需要注意的是，不要走得太快、太急，孕妈妈不宜再穿高跟鞋，最好穿软底布鞋或旅游鞋，以舒适为准则。

二、孕14周：开始皱眉做鬼脸了

本周的宝宝已经有拳头那么大了，如果你去医院做产检，你还会通过医疗仪器听到胎儿有力的心跳声。这个时期的胎儿已经能在你的子宫里做很多事情了，如皱眉、做鬼脸等。

1. 胎宝宝和孕妈妈的奇妙变化

胎宝宝

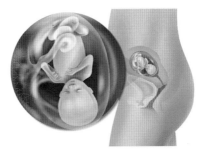

胎宝宝还很小，手指开始长出代表个人特征的指纹印，手指和脚趾已完全成形。软骨已形成，骨骼正迅速发育。

孕妈妈

孕早期的疲劳、恶心以及尿频都已经减少。体内雌激素的增加使你头发乌黑发亮，很少有头屑，现在是一生中难得的好发质。由于胎儿的成长需要更多的营养成分及氧气，所以，孕妈妈的心脏负荷达到了所能承受的最高值。孕妈妈体内雌激素水平较高，盆腔及阴道充血，阴道分泌物增多。孕妈妈的皮肤偶尔会有瘙痒的症状出现，但是不会出现肿块。

2. 孕期开车需注意

孕妈妈中有不少人是上班族，有的还是开车族。开车时，长时间固定在车座上，孕妈妈盆腔和子宫的血液循环都会比较差。孕妈妈开车还容易引起紧张、焦虑等不良情绪，不利于胎儿的生长发育。如果遇紧急刹车，方向盘容易冲撞腹部，引起破水。

怀孕期间，孕妈妈的反应会变得比较迟钝，开车容易发生危险。所以，孕妈妈最好不要开车。如果必须开车，孕妈妈请遵守以下"完全平安开车守则"：

◎时速请勿超过60千米/小时。　　◎不要在高速公路上开车。
◎避免紧急刹车。　　　　　　　　◎怀孕32周以上的孕妈妈最好不要开车。
◎连续驾车不要超过1个小时。　　◎开车时请绑好安全带。

3. 孕期做工作, 分娩更顺畅

很多年轻的女性在当上孕妈妈以后也要继续工作。她们可能一方面放不下事业, 另一方面又担心身体。其实, 孕期坚持适当工作是有好处的。

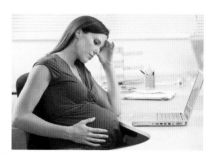

缓解妊娠反应

调查显示, 60% ~ 90% 的女性在怀孕初期都会出现晨晕、恶心呕吐、乏力等身体不适症状, 一般妊娠反应在怀孕的三个月以后会自动消失, 上班族因为有良好的工作生活习惯, 妊娠反应也会有所减轻。

减少"致畸幻想"

由于妊娠反应和体质的变化, 孕妈妈在兴奋之余, 也许会感到心情焦躁, 有一些担心。这种担心在一个人独处时会明显加重, 忙碌会冲淡这种担忧, 尤其是有人表扬你"气色很棒"时, 致畸幻想会在不知不觉中消失。

利于保持良好心态

孕期坚持工作能使怀孕女性保留原来的社交圈, 同时她也会发现, 不论是原先争强好胜的同事, 还是比较难缠的客户, 这一阶段, 都很少对一位"大肚婆"吹毛求疵。众人态度的友善, 将对孕妈妈保持乐观情绪十分有益。

促进胃肠蠕动, 减少便秘发生

孕妈妈因为生理原因, 胃肠蠕动减慢, 如果没有外出工作的动力, 人会变懒, 而"懒惰不思动"活动减少, 则更易出现消化功能降低, 将导致体重剧增和便秘发生, 同样也不利于胎儿发育和分娩。

利于分娩, 易于产后恢复

孕期坚持上班, 有利于拓展女性的骨盆、增强腹部与腿部的韧劲, 易于保持体重和体形。职场生活的艰辛使职场孕妈妈更加坦然地面对分娩时肉体上的疼痛与心理上的巨大压力, 利于分娩; 而且经常活动的孕妈妈其产后恢复也相对较快。

4. 孕妈妈上班讲究多

上班虽有不少好处，但对于怀有身孕的孕妈妈来说，还是不同于普通上班族，在各方面要多注意。

合理安排： 一旦确诊怀孕，并计划好要孩子，你就应该尽早向单位领导和同事讲明，以便安排工作。回家后尽可能早些休息，以保证第二天有一个好的工作状态。

准备塑料袋： 大约有 75% 的孕妈妈在孕早期会有恶心、呕吐等不适的反应，所以建议在办公桌和口袋里放几个塑料袋，以备呕吐时急用。空腹易加重妊娠反应，上班时带些小食品，在不影响工作的情况下，随时吃一点。

要注意补充水分，多喝水： 如果你小便次数增加，不要不好意思，孕期随时排净小便很重要，否则不利于健康。本周腹部已经显现出来了，注意避免碰撞使腹部受压。

适当地休息： 工作一段时间后要适当地做做伸展运动，坐久之后走一走，站久之后抬抬腿，这样可以减轻腿和脚踝部的肿胀感，减少下肢水肿。

穿舒适的鞋和宽松的衣服： 无论自己身材变成什么样子，衣服都要比身材大一号，这样才能给自己的身体和胎宝宝一个自由的空间。您还可以试试专为孕妈妈准备的贴身内衣和特制袜子，那样有利于减轻静脉曲张和肿胀感。

注意防辐射： 现在电视、报纸等各种媒体都在大肆宣传电磁波对孕妈妈的危害，但身在职场又离不开电脑、手机等，到底应该怎样解决这个问题呢？一是穿防辐射防护服，二是在使用电脑时最好与电脑保持一臂之隔，尽量不要站在电磁波辐射严重的主机侧面或后方。另外，曾有报道表明笔记本电脑的辐射比台式机要小得多。

严格孕期检查： 定期到医院进行孕期检查是保证母婴健康的前提。

这周，不少妈妈将去医院做唐氏筛查。有的妈妈担心会查出点什么而害怕前往，其实，绝大多数胎宝宝都是健康的，不用过于担心。如果胎宝宝真的发育异常，越早查出越好，这样可以及早采取措施应对。

1. 胎宝宝和孕妈妈的奇妙变化

胎宝宝

胎宝宝的头顶上开始长出细细的头发，眉毛也长出来了。薄薄的皮肤上有一层细绒毛，好像是一条细绒毯盖在身上，随着孕周增长，这层绒毛逐渐减少，通常在出生时就会消失。

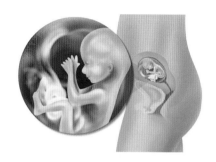

孕妈妈

孕妈妈的子宫长大并超出骨盆腔，肚脐下会有明显的凸痕，可以在肚脐下方四横指左右的位置摸到自己的子宫。虽然激素急剧上升的状态已经减缓，孕妈妈可能仍会感到比怀孕前更脆弱、敏感和易怒。随着孕周的增加，孕妈妈的心肺功能负荷增加，心率增速，呼吸加快、加深等有可能会加重原有的焦虑情绪。

2. 筛查唐氏综合征

"唐氏综合征"又称先天愚型，俗称痴呆。病因是21号染色体由正常的2条变成3条。人群中每650～750例新生儿中，就有一例这样的孩子。先天愚型是所有染色体畸形中发病率最高的。据统计，大于35岁的高龄产妇唐氏综合征的发生率较高。

唐氏综合征的检测

国外很多大型产前诊断中心已将此项检查应用于临床。此项筛查的优点是可以早诊断早终止妊娠，以减少孕妈妈和家庭的创伤及社会的负担。医学临床统计显示，唐氏综合征患儿并不仅仅发生在高龄孕妈妈中，所以规定对所有孕妈妈都要进行先天愚型血清学筛查。

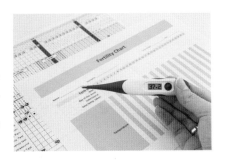

在孕 14 ~ 17 周取母血检测甲胎蛋白 (AFP)、非结合型雌三醇（FE3）和人绒毛膜促性腺激素（HCG)，就可推算出怀有唐氏综合征患儿的风险率。在妊娠 10 ~ 14 周时用超声测量胎儿颈部的软组织厚度，也可筛查出 21- 三体综合征患儿的胎儿。

3. 孕妈妈补铁造血正当时

4 月，孕妈妈小欣经常感到头晕乏力，特别是蹲下后站起来时真是天旋地转。去医院检查，医生诊断小欣患有缺铁性贫血，需要补铁。的确，铁是人体必需的微量元素之一，是人体内含量最多，也是最容易缺乏的一种微量元素。

●**功效分析：** 铁是构成血红蛋白和肌红蛋白的原料，参与氧的运输，在红细胞生长发育过程中构成细胞色素和含铁酶，参与能量代谢。孕周越长，胎宝宝发育越完全，需要的铁就越多。适时补铁还可以改善孕妈妈的贫血症状，进而改善身体和精神等各方面状况。

●**缺乏警示：** 孕期缺铁会导致孕妈妈患缺铁性贫血，影响身体免疫力，使孕妈妈自觉头晕乏力、心慌气短，很可能会引起胎儿宫内缺氧，干扰胚胎的正常分化、发育和器官的形成，使之生长发育迟缓，甚至造成婴儿出生后贫血及智力发育障碍等。

●**每日剂量：** 怀孕期间，铁的摄入量要达到孕前的两倍：孕早期每日摄入量为 15 ~ 20 毫克，孕晚期每日摄入量为 35 毫克。

●**最佳食物来源：** 食物中的铁可以分为血红素铁和非血红素铁两大类。血红素铁主要存在于动物性食品中，如动物肝脏、肉类和鱼类中，这种铁能够与血红蛋白直接结合，生物利用率很高。非血红素铁主要存在于植物性食品中，如深绿色蔬菜、黑米等，它必须经胃酸分解还原成亚铁离子才能被人体吸收，因此生物利用率低，并不是铁的良好来源。

注意事项

维生素 C 能促进铁的吸收，所以补铁时宜多进食富含维生素 C 的新鲜蔬菜和水果，如菜心、西蓝花、青椒、西红柿、橙子、草莓、猕猴桃、鲜枣等。

最好用铁锅、铁铲烹调食品，这样可以使脱落下来的铁分子与食物结合，增加铁的摄入及吸收率。另外，在用铁锅炒菜时，可适当加些醋，使铁成为二价铁，促进铁的吸收利用。

牛奶中磷、钙会与体内的铁结合成不溶性的含铁化合物，影响铁的吸收，因此，服用补铁剂的同时不宜喝牛奶。

4. 胎宝宝的骨骼和牙齿该补钙了

孕期需补钙基本已成为孕妈妈的一个常识，不过何时补钙、怎么补、通过什么方式补，大多数孕妈妈并不是很清楚。

功效解析

钙是构成牙齿和骨骼的重要物质，99% 存在于骨骼和牙齿中，用以形成和强健牙齿、骨骼。钙离子是血液保持一定凝固性的必要因子之一，也是体内许多重要酶的激活剂。

钙可以被人体各个部分利用，它是人体神经、肌肉、骨骼系统、细胞膜和毛细血管通透性的功能正常运作所必需的常量元素。

缺乏警示

孕妈妈缺乏钙严重时，产后易出现腰痛等不适，同时易患骨质疏松症，进而导致软骨症等，严重危害产妇的健康。缺钙还会导致孕妈妈对各种刺激变得敏感，容易情绪激动、烦躁不安，对胎教也很不利。

孕妈妈缺钙，也会对胎儿产生种种不利影响，如影响胎儿的骨骼发育，使胎儿智力发育缓慢，易患先天性佝偻病，宝宝出生时体重过轻，颅骨因缺少钙元素而钙化不好，前囟门可能长时间不能闭合。

每日剂量

随着胎宝宝的成长，孕妈妈对钙的需求量也不断增多。早期建议每天补充钙元素 800 毫克；到了怀孕中期，每天补充 1000 毫克钙元素；孕晚期每天补充 1200 毫克钙元素，当然也要注意自己补充之后的吸收情况，不是每个补钙的孕妇都不缺钙，如果只是补了但不吸收，就要更换补钙的品牌等。

最佳食物来源

鲜奶、酸奶及各种奶制品是补钙的最佳食品，当中既含有丰富的钙元素，又有较高的吸收率。虾米、虾皮、小鱼、脆骨、蛋黄、豆类及豆制品也是钙的良好来源。深绿色蔬菜，如菠菜、芹菜、油菜、韭菜也含有钙，但因为含有草酸，人体难以吸收，所以并非补钙的合适食物来源。

注意事项

◎含钙高的食物要避免和草酸含量高的食物如菠菜、红薯叶、苦瓜、芹菜等一同烹任，以免影响钙元素的吸收。

◎补钙的同时还要注意补充磷，含磷丰富的食物有海带、虾、鱼类等，另外蛋黄、肉松、动物肝脏等也含有丰富的磷。

◎孕妈妈平时要多晒太阳，这样就能得到足量的维生素 D，能促进钙的吸收。

◎虽然孕期补钙非常重要，但也要适量。孕妈妈如果大量服用钙片，胎宝宝不仅易得高钙血症，还会影响出生后的体格和容貌。

5. 怀孕男孩会变丑么

不会！这种说法是片面的。导致你妊娠期容貌改变的"总导演"确实是体内的激素，但跟怀的是女孩还是男孩无关。

孕妈妈需要大量的各类激素来有效地调节母体在妊娠期的代谢，激素分泌量增多会导致皮肤表面色素沉着，但大多分娩后便会退去。

本周或许会成为你孕期生活中特别难忘的一周，细心体会，你可能会感受到来自胎宝宝的第一次胎动。那么轻微的胎动，就如微风划过水面一样，但足以让初次怀孕的你心潮澎湃、欣喜若狂。

1. 胎宝宝和孕妈妈的奇妙变化

胎宝宝

现在的身长大约有 16 厘米，体重达到了 200 克，看上去如大人的拳头般大小。现在胎宝宝开始学会轻轻地打嗝了，这是呼吸的先兆，但是你听不到打嗝声，这是因为在他的气管里充满了羊水，而不是空气。到本月末，胎宝宝可以做许多动作，可以握拳头、眯起眼睛来斜视、皱眉头、做鬼脸，也开始会吸吮自己的拇指。

孕妈妈

16 周，这是让所有孕妈妈都非常期待的时刻。从本周起，宝宝的胎动便离你越来越近了。有的孕妈妈在本周就能够感觉到"第一次胎动"，但大多数孕妈妈要等到第 18 周以后才会感觉到。如果第一次怀孕会来得更晚，到 20 周才能感觉到宝宝的胎动。现在，你的体重可能已经增加了 2 ～ 4.5 千克。子宫长到了250 克，羊水也继续增加，约有 250 毫升。血量和羊水的增加、胎盘和胎儿的支撑系统以及变大的胸部使你的体重大大增加。

来看看大家是如何描述第一次胎动的感觉吧，也好让自己有心理准备，等胎动真正来临的时候，你能够及时"捕捉"到它！

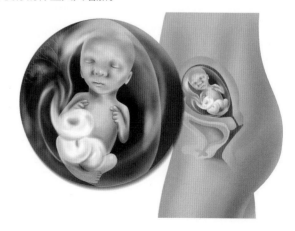

2. 初次感受宝宝的胎动

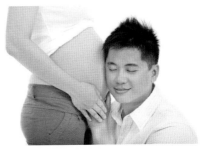

尽管胎动很早就有了，但并非一开始你就能感觉到。如果是生育第一胎的话，你会在妊娠 16 ~ 20 周时开始感觉到胎动。

胎动是什么感觉呢？我们把它形象化为"蠕动"或是"飘动"。也有的妈妈形容胎动为"咕噜、咕噜"就像小鱼在吐泡泡，真是很形象而又让人很幸福的感觉。每个人的感受都不太一样，很难总结出一个统一的规律。

胎动有整个躯干运动的全身性胎动，也有伸伸胳膊扭扭身的肢体运动，这两种动作持续时间稍长一点，比较容易感觉。而踢腿这样的下肢运动和胸壁运动，动作持续时间很短，动作也弱，你很难感觉到。

此外，每个孕妈妈的身体情况不同，所以对胎动的感知也会不同，有人能很早就明显地感觉到胎动，而有些则不容易分辨。所以，如果你暂时还没有感觉到胎动的话，也不要惊慌。如果你超过 20 周还没有感觉胎动的话，可以到医院去咨询医生。

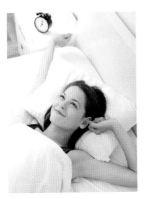

3. 孕期旅行需注意

怀孕 14 周以前，由于有流产的危险及早孕反应，孕妈妈最好不要做长途旅行。孕 28 周以后，由于体重及胎儿的负担，也不适宜长途劳累。所以，孕 14 ~ 28 周是孕妈妈旅行的适合时机。

空气不流通会导致缺氧及子宫收缩，所以连续坐车最好不要超过两个小时。火车比汽车更适合孕妈妈乘坐。如果搭乘飞机，应有一些限制，怀孕 18 ~ 32 周可以搭乘短程飞机，尽量避免长途飞行。

旅行时，应事先掌握往来地点的医疗资源，路途中应注意休息，避免奔波劳累。如果孕妈妈存在出血、早产以及其他危险因素，就不要出门旅行。

4. 主食摄入应增加

怀孕中期，胎儿生长速度加快起来，此时需要增加热量供应，而热量主要从孕妈妈的主食中摄取，如米和面，再搭配吃一些五谷杂粮，如小米、玉米面、燕麦等。如果主食摄取不足，不仅身体所需热能不足，还会使孕妈妈缺乏维生素B_1，出现肌肉酸痛、身体乏力等症状。

5. 怎样摆脱烦恼情绪

怀孕时，孕妈妈由于内分泌的变化或妊娠反应，特别容易变得烦躁。孕妈妈如果情绪起伏不定，动不动就发火，很不利于胎儿的健康发育。

◎孕妈妈应多吃一些能开胃健脾、使心情愉悦的食品。例如，枣可以减轻疲劳，使人精神抖擞，充满力量；菠菜可以调和身体功能，平衡人体的酸碱度，有助于舒缓孕妈妈的心理压力；红萝卜不仅可以使心情愉悦，而且还能防止衰老。

◎烹调食物时，应注意食物的形、色、味，多变换食物的形状，激发起孕妈妈的食欲，通过食物缓解孕妈妈烦躁的心情。但注意每次进食的量不要过多，少食多餐。

◎改善孕妈妈的就餐环境也可以帮助转换情绪，激起孕妈妈的食欲。

◎孕妈妈应少吃容易产气的食物，如豆类、洋葱等，以免心情烦躁。

准爸爸的陪同会使孕妈妈更有安全感，还可以让夫妻共同学习实用的生产经验。孕妈妈平时可试着从事一些感兴趣的活动，如种花、看书、听音乐等，或与亲友聊聊天，将不良情绪宣泄出来。如果忧虑感比较严重，可向专业人员进行咨询，把怀孕时产生的心理问题一一列出，以缓解不良情绪。除此之外，还可以通过饮食来调节情绪。

6. 视力下降是怎么回事？

如果发现视力有所改变，别担心，也不用把所有眼镜弃掉而重新验配，这些基本上都是孕期的正常现象，随着孕期的结束，你的视力也会慢慢恢复到原来的状态。

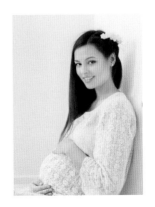

7. 胎教时刻：多抚摸胎宝宝

胎宝宝已经有敏锐的触觉了，孕妈妈和准爸爸可以通过抚摸和拍打帮助胎宝宝做体操运动，每天 1 ~ 2 次，每次 5 ~ 10 分钟。经过抚摸、拍打锻炼的胎宝宝出生后，动作敏捷灵活，如翻身、坐、爬、站、走以及动手能力都比未经过锻炼的小孩发育得早一些，而且体格健壮，手脚灵敏，动作协调。

抚摸胎宝宝

孕妈妈倚靠在床上或坐在沙发上，全身放松，用手捧着腹部，从上而下，从左到右，反复轻轻抚摸，然后再用一个手指反复轻压。

刚进入第四个月时，大多数孕妈妈还感觉不出胎动，当能感觉到胎动后，在抚摸时，应注意胎宝宝的反应，如果胎宝宝对抚摸刺激不高兴，就会出现躁动或用力蹬踢，孕妈妈应立即停止抚摸。如胎宝宝出现轻轻的蠕动，则表示胎宝宝感到很舒服。抚摸胎教每次 5 ~ 10 分钟。

在抚摸的基础上轻推

在抚摸的基础上，孕妈妈可以用手轻轻推动胎宝宝，胎宝宝很可能会出现踢妈妈腹壁的动作，这时用手轻轻拍打胎宝宝踢的部位，胎宝宝第二次踢腹壁，然后再用手轻轻拍打胎宝宝踢的部位，出现第三次踢腹壁，渐渐形成条件反射，当你用手轻轻拍胎宝宝时，胎宝宝会向你拍的部位踢去。注意轻拍的位置不要距原来的位置太远。需要注意的是，有流产、早产迹象者，不宜进行抚摸、拍打胎教，要根据自己的具体情况进行，千万不能教条处理。

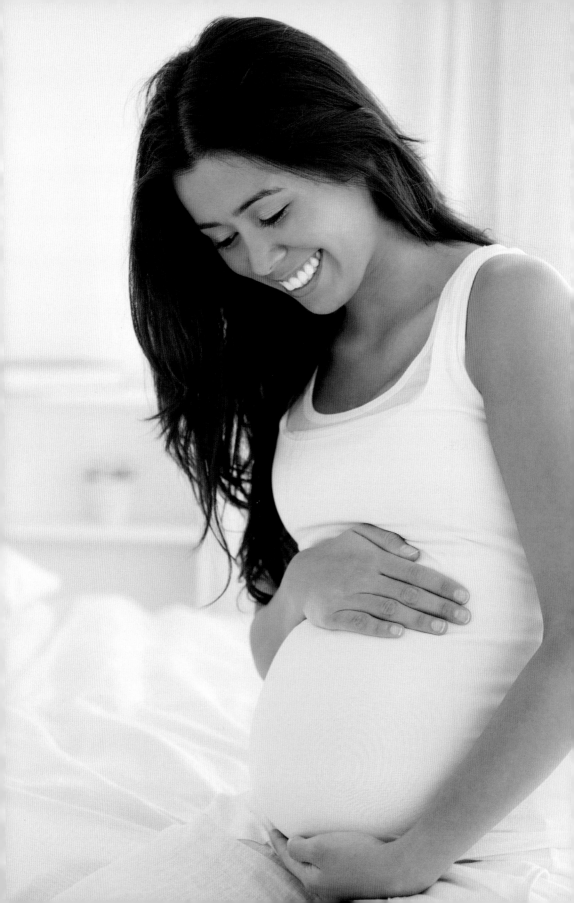

Chapter 5　孕 5 月（17 ~ 20 周）：
来自胎动的感动

胎动越来越明显了，腹中的小宝贝用最直接的方式告诉孕妈妈他的存在，他在孕妈妈的腹中蹬腿、伸懒腰、打哈欠，甚至翻跟头。

小宝贝已经开始显露出他调皮的天性。

与此同时，他也在迅速地成长，孕妈妈的腹部也日渐"显山露水"。

所以，从本月起，孕妈妈除了继续补充必要的营养之外，也要注意适当控制体重了。

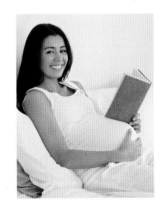

一、孕17周：准备孕妇装吧

这个时候的宝宝已经可以握住他的小手，有自己独一无二的指纹了。作为孕妈妈的你，肚皮已经开始"显山露水"，向世人宣告你作为孕妈妈的身份了。好好享受孕妈妈的美好时光吧！

1. 胎宝宝和孕妈妈的奇妙变化

胎宝宝

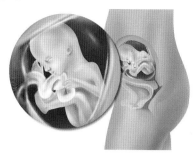

这个星期他已有一只梨子那么大，循环系统、尿道等也开始工作。他的肺正在发育得更强壮，以利于将来适应子宫外的空气。从16～19周，胎宝宝的听力形成，此时的他就像一个小小"窃听者"，能听得到妈妈的心跳声、血流声、肠鸣声和说话的声音。

孕妈妈

本周，你的小腹更加突出，过去的衣服再也穿不上，必须穿上宽松的孕妇装才会觉得舒适。你的体重最少长了2千克，有的孕妈妈甚至长了5千克。乳房变得更加敏感、柔软，甚至有些疼痛。在肚脐和耻骨之间触摸的时候，能够感觉到有一团硬东西，这就是子宫体部。因为子宫在迅速地增长，有时你可能感到腹部一侧有轻微的触痛。若疼痛一直持续的话，就要向医生咨询了。如果你感觉到下腹像有一只小虫似的一下一下地蠕动，或者像小鱼在腹中游动，这正是胎儿在羊水中蠕动、挺身体、频繁活动手和脚、碰撞子宫壁而引起的胎动。

2. 要准备孕妈妈装了

随着腹部日渐隆起，以前的衣服穿起来已有些紧绷了，因此，孕妈妈需要提前整理衣柜，列出所需的衣物清单，准备与衣服搭配的披肩和小饰物（表5-1）。一次性地购进大量衣服是没必要的。

表 5-1　孕妈妈需要准备的衣物

上衣	宽松的 T 恤、圆领长袖运动衫都比较适合孕期穿着，分娩后仍旧能穿
裤子	运动裤既舒服又无约束，只需将其松紧带改为带子，就可适应变大的腰围。背带装适合孕妈妈日渐臃肿的体形，腹部和胯部的设计宽松，背带长度可自行调节，四肢伸展自如
乳罩	孕妈妈在孕期乳房会变得很丰满，婴儿出生或断奶后，还易下垂。因此应佩戴具有托扶作用的乳罩，最好选择棉质产品，肩带要宽点，乳罩杯要深些
内裤	可选上口较低有弹性的迷你内裤或上口较高的大内裤，以适应不断变大的腹部
弹力袜	弹力袜可消除疲劳、腿痒，防止脚踝肿胀和静脉曲张。若孕期工作，其妙用更明显
鞋类	孕妈妈足、踝、小腿等处的韧带松弛，孕期应选购鞋跟较低、穿着舒适的便鞋。到了孕后期，足、踝等部位会出现水肿，这时可穿大一点的鞋子，需要注意的是鞋底必须防滑

3. 饮食均衡，防止过度肥胖

从这个月起，孕妈妈处于胃口大开的阶段，但饮食上不能过于放纵，防止过度肥胖。多从饮食的"质"上下功夫，确保各种营养的摄取均衡。在饮食方面，最好做到以下几点：

◎少食多餐，避免暴饮暴食，不必为了孩子采取所谓的饭量"1+1"。

◎每日各种营养素的供给要均衡，保持适当的比例，既不要过多，也不可过少。

◎不能挑食和偏食，食物要多样化，否则容易造成母婴营养不良。

◎增加蔬菜、水果的摄入量，这样可以预防便秘的发生。

◎吃饭时要细嚼慢咽，这样有利于营养物质的吸收，也能有效控制食量。

4. 怀孕期间的工作压力怎样应对

怀孕期间，在办公室做一些简单的布置，每一点微小的变化都会给孕妈妈带来一天的好心情。

◎穿舒适的鞋。

◎可以选择大小合适的孕妈妈装。衣料的弹性比较大，方便坐下或站起。

◎把脚放舒服，可在办公桌底下放个鞋盒当作垫脚凳，并准备一双拖鞋。

◎向其他做过母亲的同事寻求帮助。

◎如果你的同事小心地照料你，你应愉快地接受。在你的人生旅途中，这是一个非常特殊的时期，所以不必感到害羞，坦然接受别人的帮助。

◎多喝水，在你的办公桌上准备一个大水杯，随时填满你的水杯。

◎如果想去洗手间，尽快去，别憋尿。

◎在计算机前工作的孕妈妈易受腕管综合征的影响，最好将桌椅调整得尽可能舒适。

◎避免去危险的工作场所。

◎自我减压，如深呼吸、舒展肢体、听愉快的音乐。

5. 胎教时刻：多和宝宝聊聊天吧

医学研究表明，父母经常与胎儿对话能促进婴儿出生以后语言方面的良好发展。准爸妈可以用下面的方式为宝宝进行语言胎教：

孕妈妈要给宝宝讲述一天的生活

孕妈妈对腹中的宝宝讲述一天的生活，这既是语言胎教的常识内容，又是增强母子感情、培养孩子对母亲的信赖感以及对外界感受力和思维能力的好方法。

准爸爸要多对孩子说话

从孕5月开始，准爸爸应坚持对腹中的胎儿讲话，目的是让宝宝熟悉爸爸的声音，唤起宝宝积极的反应，有益于宝宝智力发育和情绪稳定。

如说前两周有比较细心的孕妈妈能及时发现胎动的话，那么到本周，绝大多数孕妈妈都能感受到胎动了。此后，胎动会越发明显，孕妈妈可以通过检测胎动来检查胎宝宝的健康状况哦。

1. 胎宝宝和孕妈妈的奇妙变化

胎宝宝

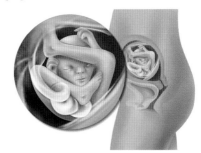

胎宝宝开始频繁地胎动了，他原来偏向两侧的眼睛开始向前集中。面部发育得更像人的样子，开始有最早的面部表情，还能皱眉、斜眼、做鬼脸。他的皮肤是半透明的，可清楚地看见皮下血管，也能够看见全身开始长硬的骨骼。

孕妈妈

现在，你感觉没有过去那么累了，精力逐渐恢复，性欲逐渐增强。准爸爸现在也可以稍微解禁一下了，温柔的做爱是不会伤害到胎儿的。这一时期，大部分的孕妈妈都会受到痔疮的困扰，这是因为，胎儿一天天长大，压迫了直肠，使直肠的静脉鼓起来，严重时，痔疮会凸到肛门外面。你的腿、尾骨和其他肌肉会有些疼痛。当你坐着或躺着，若起身太快会感到有点眩晕。这是因为在孕中期，你的血压可能会比平时低一些。有些孕妈妈会出现鼻塞、鼻黏膜充血和鼻出血，如果鼻出血非常严重，要考虑是否有妊娠高血压综合征的可能性。

2. 孕妈妈怎样自己检测胎动

胎动规律： 孕16～20周，大多数孕妈妈可感到胎动，夜间尤为明显，孕28～34周为胎动量频繁的时期，接近足月时略微减少。胎动一般每小时3次以上，12小时内胎动为30～40次。正常情况下，一昼夜胎动强弱及次数有一定的变化。一天之中，早晨的胎动次数较少，下午6点以后增多，晚上8～11点胎动最为活跃。这说明胎儿有自己的睡眠规律，称为"胎儿生物钟"。胎动的强弱和次数，个体间的差异很大，有的 12 小时多达 100 次以上，有的只有 30 ~ 40 次。巨大的声响、强光刺激或触压孕妈妈腹壁，均可刺激胎儿活动。

计数胎动的意义：胎动的次数、快慢、强弱等可以提示胎儿的安危。胎动正常，表示胎盘功能良好，输送给胎儿的氧气充足，小生命在妈妈的子宫里愉快健康地生长着。如果 12 小时内胎动少于 20 次，或 1 小时内胎动少于 3 次，往往表示胎儿缺氧，孕妈妈应立即就医。

如何计数胎动：从妊娠 28 周开始至临产，孕妈妈每天上午 8 ~ 9 点，下午 13 ~ 14 点，晚上 18 ~ 19 点，各计数 1 次胎动，每次计数 1 个小时，3 次计数相加乘以 4，就是 12 小时的胎动数。如计数 3 次有困难，可于临睡前 1 小时计数 1 次。每天的检测时间应该是固定的。然后将每日的数字记录下来，画成曲线。计数胎动时，孕妈妈宜取左侧卧位，环境要安静，思想要集中。

测定结果判断：正常胎儿 12 小时内胎动 30 次以上。若 12 小时内胎动次数少于 10 次，就表示子宫内缺氧。在一段时间内感到胎动超过正常次数，动得特别频繁，也是子宫内缺氧的表现，应立即去医院检查。如果孕妈妈自觉胎动显著减少甚至停止，应立即就医，不能等到胎心音消失再去医院。因为胎心音一旦消失，就表示胎儿在宫内已死亡，失去了抢救机会。

3. 必要的"四少"原则

在准备孕妈妈饮食时，一定要坚持少油、少盐、少糖、少辛辣刺激，这"四少"原则：

少盐：每日用盐不要超过 6 克。用盐过多，会增加肾脏负担，引发妊娠水肿和原发性高血压等症。

少油：食油每日不要超过 20 克。食油过多，会使人产生腹胀或便秘等问题。

少糖：多加糖会导致饭后血糖更高，容易引发妊娠糖尿病。

少辛辣刺激：红干椒、芥末等辛辣刺激性调味料容易刺激肠胃，引起腹泻等肠胃不适症状。

4. 腿部抽筋怎么办

症状及原因

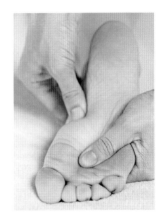

腿部抽筋常发生在孕中期，通常孕5月的孕妈妈较常出现。原因：孕妈妈子宫变大，导致下肢负担增加，下肢血液循环不良。另外寒冷也可能引起抽筋。

生活调理

平时要注意休息，避免过度疲劳，做好腿部保暖，可进行局部按摩、热敷。睡觉时最好采用左侧卧位，睡前把脚垫高，以维持血液回流较佳的状态，这样可预防腿部抽筋。当腿部抽筋发生时，可平躺将腿部伸直，脚跟抵住墙壁；也可以请人协助，一手按住孕妈妈的膝盖，另一手从腿肚往足部方向推，以拉直小腿；或是孕妈妈站立扶好，腿部伸直，脚跟着地。

饮食调理

要保持营养均衡，多摄入高钙食物，如奶制品、豆制品、鸡蛋、海带、鱼虾等，同时补充一些钙。维生素 D 能调节钙磷代谢，促进钙吸收。除了服用维生素 D 片剂外，也可通过晒太阳的方式在体内合成维生素 D。另外，适量补充镁元素也可改善抽筋症状。

5. 妊娠斑如何应对

症状及原因

由于激素变化促进色素沉着，大部分孕妈妈乳头、乳晕、腹部正中等部位的皮肤颜色会加深，出现黄褐斑、雀斑，还有蝴蝶形的蝴蝶斑，又称"妊娠斑"，主要分布在鼻梁、双颊、前额等部位。如果怀孕之前就有斑点，那么孕期无疑会加重。正常情况下，产后 3 ~ 6 个月妊娠斑就会自然消失。

生活调理

注意防晒，尽量避免阳光直射，外出时记得带上帽子和遮阳伞，随时涂防晒霜。不要用碱性肥皂，以防皮肤干燥。保证充足的睡眠，精神愉快。

饮食调理

◎孕妈妈应多摄取含优质蛋白、维生素 C、B 族维生素丰富的食物。

◎多吃能直接或间接合成谷胱甘肽的食物，如西红柿、洋葱等。这些食品不仅可减少色素的合成和沉积，还可使沉着的色素减退或消失。

◎食用含硒丰富的食物，如田鸡、鸡蛋白、动物肝肾、海产品、葡萄干等。硒是谷胱甘肽过氧化物酶的重要成分，不仅有预防和治疗黄褐斑的功能，还有抗癌作用。

◎多吃富含维生素 C 的食物，如鲜枣、柑橘、柠檬、绿色蔬菜等。维生素 C 能抑制皮肤内多巴醌的氧化作用，使深色氧化型色素还原成浅色氧化型色素。

◎常吃富含维生素 E_6 的食物，如圆白菜、花菜、海藻、豆类等。可减缓皮肤的衰老。

◎忌食姜、葱、红干椒等刺激性食物。

6. 胎教时刻：闪光卡片胎教

"闪光卡片"就是用彩色笔在白纸上写上文字、数字的卡片，其内容包括图形、英文字母、汉字、数字以及用这些数字进行加法、减法、乘法、除法时的算式。在将上述内容制成卡片时，还要考虑它们相互间的色彩搭配，要用鲜艳的色彩勾画，并用黑色勾边，使卡片的边缘具有醒目和有利于区别的作用。这是为了在进行胎教的过程中强化母亲的意念和集中注意力，并促使母亲获得明确的视觉感。

学习的方法：例如教算术的时候，孕妈妈一面正确发音，一面用手指临摹字形，并将注意力集中在字的色彩上以加深印象。

胎教成功的诀窍是以立体形象把信息传递给胎宝宝。例如教图形时，可以先用彩笔在卡片上描绘出圆形，将其视觉化后传递给胎宝宝，找出身边的实物来进行讲解。

三、孕19周："孕"味越来越明显

本周的孕妈妈"孕"味可是越来越明显，爱漂亮的孕妈妈可以为自己量身选择一些既舒适又美丽的孕妈妈装，让自己在孕期散发出别样的"味道"。

1. 胎宝宝和孕妈妈的奇妙变化

胎宝宝

在孕中期做B超时，你可以看到胎宝宝在踢腿、屈身、伸腰、滚动以及吸吮他的拇指。而且，现在可以清晰地分辨胎宝宝的性别了。

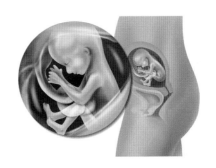

孕妈妈

到了妊娠中期，孕妈妈的子宫逐渐增大、体重增加3～7千克、腹部开始隆起。在肚脐下方约1.8厘米的地方，很容易摸到自己的子宫。有的孕妈妈可能会有一些皮肤变化，上唇、面颊上方和前额周围可能出现暗色斑块。但有的孕妈妈皮肤上不会出现任何异样。如果皮肤上出现暗色斑块，不必过虑，这是孕期很常见的现象。对大多数女性来说，这种暗色斑在分娩后不久就会消褪。但现在仍然需要做一些防护工作，比如尽量避免受到阳光的暴晒。

2. 营养过剩要预防

如果孕妈妈进食糖类或脂肪过多，血液里的葡萄糖和血脂含量过高，就会使孕妈妈胰腺的负担加重，容易患上妊娠期糖尿病。

和营养不良一样，营养过剩，有着极大的危害。如：钙过多，易造成肾结石。

如果孕妈妈身体肥胖，就会因过多脂肪占据骨盆腔，使骨盆腔的空间变小，增加胎儿通过盆腔难度，造成难产率和剖宫产率、产后出血率增高。孕期出现的肥胖，在产后没有消除，就会因生育性肥胖，患上"母性肥胖综合征"，伴随终生。

3. 数胎动、听胎心不能忘

做一名合格的准爸爸，除了照顾好孕妈妈的情绪和生活外，还应监护好孕妈妈腹中的胎宝宝。数胎动、听胎心是家庭自我监护的内容之一，数胎动、听胎心能及时发现胎宝宝的意外情况。这项工作由准爸爸来进行，会让孕妈妈感到很欣慰，有助于产生幸福感，同时对胎教也有好处。

数胎动

妻子仰卧或左侧卧，准爸爸两手掌放在妻子的腹壁上，可感觉到胎宝宝伸手、蹬腿等活动，即胎动。每天早、中、晚各测一次，每次连续计数 1 小时，将 3 次计数之和乘以 4 便可推算 12 小时的胎动次数。坚持每天数胎动，作记录，以便在孕妈妈去做妊娠检查时，能提供参考数据，判断胎宝宝的状况，监护胎宝宝的安危，以便发现异常时，能及时得到合理治疗。

听胎心

心脏是胎宝宝全身发育中最早有功能的器官，胎心音直接反映胎宝宝的情况。准爸爸一定要学会听胎心，和妻子一起监测。从没有接触过听诊器，也不要担心。妻子仰卧在床上，不必用听诊器，你直接把耳朵或木筒贴在医生指定的妻子的腹部部位，就能听到胎宝宝的心音，声音就像钟表的"滴答"声，正常每分钟在 120 ~ 160 次。

4. 不宜去拥挤的场所

女性在妊娠期不宜去人多拥挤的场所，否则有以下危险：

◎容易摔倒、撞到肚子等，严重时可引起流产或者早产等。

◎人多拥挤的场合容易发生意外。

◎空气污浊，会给孕妈妈带来胸闷憋气的感觉，胎儿的供氧也会受到影响。

◎人多拥挤的场合必然人声嘈杂，形成噪声，对胎儿发育十分不利。

◎拥挤的场合易传播疾病，对孕妈妈和胎儿来说比较危险。

5. 最好食用"完整食品"

"完整食品"指未经过细加工或经过部分加工的食品,其所含营养元素更丰富,多吃这些食品可保证对孕妈妈和胎儿的营养供应。反之,经过细加工的精米精面,所含的微量元素和维生素已大量流失。孕妈妈长期只吃精米精面,容易造成自身和胎儿微量元素、维生素的缺乏。

6. 孕妈妈不宜过多进行日光浴

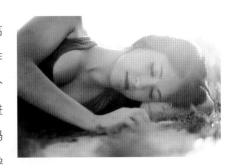

日光中的紫外线是一种具有较高能量的电磁辐射,有显著的生物学作用。多晒太阳能促使皮肤在日光紫外线的照射下制造维生素 D,进而促进钙质吸收和骨骼生长。但是,孕妈妈不宜过多进行日光浴。日光浴可使孕妈妈脸上的色素斑点加深或增多,出现妊娠蝴蝶斑或使之加重,还可能发生日旋光性皮炎(又称日晒伤或晒斑),尤其是初夏季节,更易发生。此外,由于日光对血管的作用,还会加重孕妈妈的静脉曲张。

7. 孕期生活更丰富,宝宝更聪明

孕妈妈要保持身心健康和胎宝宝的聪明健康,丰富自己的精神活动。例如听音乐、看书、读诗等,这些富有情趣的事情都有利于孕妈妈调节情绪、增进母子的健康、陶冶孕妈妈的情操。研究还发现,广泛的情趣还能改善大脑的功能。

有人认为乐队指挥、画家、书法家等生活情趣较丰富的人,他们之所以具有创造力,与他们经常交替使用左大脑、右半球,促进左、右大脑的平衡有关。所以,按照以上的推论就可以知道,如果孕妈妈的生活情趣很丰富,还可以促进胎宝宝左右脑的发育。

四、孕20周：去做第二次B超吧

到本周，孕妈妈孕育宝宝路程已走了一半，肚子已很明显地隆起了，可以去医院做第二次B超，看胎宝宝是否一切正常。想象胎宝宝在你的腹中吸吮手指的调皮样，是不是非常有趣呢？

1.胎宝宝和孕妈妈的奇妙变化

胎宝宝

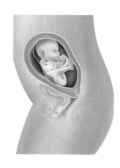

从孕20周起，胎宝宝的视网膜就形成了，开始对光线有感应，能隐约感觉妈妈腹壁外的亮光。胎宝宝的身长已达到25厘米，体重达到450克。他的感觉器官进入成长的关键时期，大脑开始划分专门的区域进行嗅觉、味觉、听觉、视觉以及触觉的发育。

胎宝宝现在每天都在喝羊水，排小便（小便会经"聪明"的胎盘排出，进入孕妈妈的代谢系统排出体外，孕妈妈不要担心），靠自己维持生活环境中羊水的平衡。本周，胎宝宝的胃有米粒那么大了。

孕妈妈

对很多孕妈妈来说，孕期的这个阶段是最轻松、最有精力的时期。你的感觉是不是也好了很多呢？从现在起，预计每周你会平均增加0.45千克左右。如果你怀孕之前体重偏轻，可能需要多增加一些。现在，子宫日渐增大，将腹部向外挤，致使肚子向外鼓胀。由于子宫增大，压迫盆腔静脉，挤压胃肠，会影响胃肠排空，你可能常常感到饱胀、便秘。

2.不宜长期采取高糖饮食

医学专家发现，血糖偏高的孕妈妈生出体重过高胎儿的可能性、胎儿先天畸形的发生率分别是血糖偏低孕妈妈的3倍和7倍。孕妈妈在妊娠期间肾的排糖功能根据个体情况均有不同程度的降低，血糖过高会加重孕妈妈肾脏的负担，不利于孕期保健。

3.B 超畸形筛查可以进行了

卫生部明确规定，检查胎儿畸形的最佳时期是在怀孕 18 ~ 24 周（孕中期），错过了最佳的 B 超产前检查时间，会影响胎儿畸形的检出率。因此，我们建议你在怀孕 5 个月左右进行 B 超畸形筛查。因为这期间若发现胎儿畸形，对胎儿进行引产，对孕妈妈的身体损害相对来说要小一些，如果超过 28 周发现胎儿畸形再引产，对母体损害较大。

孕 20 周左右，羊水相对较多，胎儿大小比较适中，在宫内有较大的活动空间。此时行 B 超检查，能清晰地看到胎儿的各个器官，可以对胎儿进行全身检查。

需要注意的是，由于各种因素差异，B 超检查胎儿畸形，并不可能达到 100%。当 B 超检查怀疑胎儿有异常时，必须有两位以上医生会诊，以尽最大的努力保证检查质量。

4. 提高免疫力，多补充维生素 C

维生素 C 是人体需要量最多的一种维生素。孕妈妈早期每日宜摄入 100 毫克，孕中期和孕晚期每日均为 130 毫克。

维生素 C 的作用

◎维生素 C 是一种水溶性维生素，为人体所必需，它具有防治维生素 C 缺乏病的功效，因而又被称为"抗坏血酸"。抗坏血酸对酶系统具有保护、调节、促进和催化的作用。

◎维生素 C 能提高白细胞的吞噬能力，增强人体的免疫力，让创伤更快愈合。

◎维生素 C 还能促进淋巴细胞的生成，提高机体对外来和恶变细胞的识别和灭杀。它还参与免疫球蛋白的合成，保护细胞，保护肝脏，具有解毒的作用。

◎维生素 C 能保证细胞的完整性和代谢的正常进行，提高铁、钙和叶酸的利用率，促进铁的吸收，可改善缺铁性贫血，预防心脑血管动脉硬化。

◎维生素 C 能促进牙齿和骨骼生长，防止牙龈出血，增强对环境的应激能力。

◎维生素 C 对胎儿骨骼和牙齿发育、造血系统的健全和机体抵抗力的增强有促进作用。

缺乏维生素 C 的危害

缺乏维生素 C 会影响胶原合成，延缓创伤愈合，使毛细血管壁脆弱，引起不同程度的出血。孕妈妈缺乏维生素 C，易使胎膜早破、早产；新生儿缺乏维生素 C，易患维生素 C 缺乏病，增加死亡率。

这样补充维生素 C

维生素 C，人体自身不能合成，必须从膳食中获取。它主要存在于新鲜的蔬菜和水果中，水果中的酸枣、猕猴桃等含量最高；蔬菜以西红柿、辣椒、豆芽含量最高。蔬菜中的维生素 C，叶部比茎部含量高，新叶比老叶含量高，有光合作用的叶部含量最高。

维生素 C 是水溶性物质，易被氧化破坏，过热、遇碱性、长时间暴露在空气中都会破坏维生素 C，因此在烹调过程中，应尽量缩短洗煮时间，避免大火煎炒，以防维生素 C 流失。

5. 吃东西时不宜狼吞虎咽

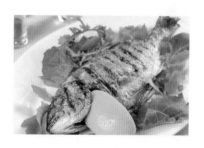

为了充分吸收营养，保证自身和胎儿的需要，孕妈妈进食不宜狼吞虎咽，以免食物未经充分咀嚼就进入胃肠道，与消化液接触的面积大大缩小，造成部分营养成分无法被吸收。狼吞虎咽也会使消化液分泌减少，人体将食物的大分子结构变成小分子结构，是靠消化液中的各种消化酶来完成的。慢慢咀嚼食物引起的胃液分泌，比食物直接刺激胃肠引起的胃液分泌要多，且含酶量高，持续时间长，对人体摄取食物营养更为有利。食物咀嚼不够，还会加大胃的负担、损伤消化道黏膜，易患肠胃病。而且，狼吞虎咽容易导致饭量大增，引发肥胖症。

6. 孕期吃盐应克制

女性在怀孕期间吃过咸的食物，会导致体内钠潴留，易引起水肿和原发性高血压，因此孕妈妈不宜多吃盐。但是，一点儿盐都不吃对孕妈妈也没有益处，适当少吃盐才是正确的。

忌盐饮食是指每天摄入氯化钠不超过2克，而正常进食每天会带给人体8～15克氯化钠，其中 1/3 由主食提供，1/3 来自烹调用盐，另外 1/3 来自其他食物。无咸味的提味品可以使孕妈妈逐渐习惯忌盐饮食，如新鲜西红柿汁、无盐醋渍小黄瓜、柠檬汁、醋、无盐芥末、香菜、大蒜、洋葱、葱、韭菜、丁香、香椿、肉、豆蔻等，也可食用全脂或脱脂牛奶以及低钠酸奶、乳制甜奶。

7. 胎教时刻：正确给胎宝宝讲故事

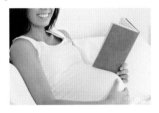

给胎宝宝讲故事是一项不可缺少的胎教内容。怎样给胎宝宝故事，孕妈妈可以用下面的方式：

选好故事书

幼儿画册色彩丰富、富于幻想、多为儿语，是较为合适的胎教书，能唤起孕妈妈的幻想、给孕妈妈以幸福感和希望。讲故事时，孕妈妈应采取舒服的姿势，精力集中、吐字清晰、声调缓和、充满感情地讲。因为胎宝宝真的在听，在用心地感受。

讲你感兴趣或擅长的

除了童话，孕妈妈可以给胎宝宝讲生活中的一切。在现实生活中，越熟悉的事物你讲起来会越轻松，越容易带有感情色彩。

剔除不美好的部分

你自己要把残酷和恐怖的场面删节掉，这是因为让没有丝毫心理防备的胎宝宝感到不必要的恐惧，会给他的健康发育带来不好的影响。

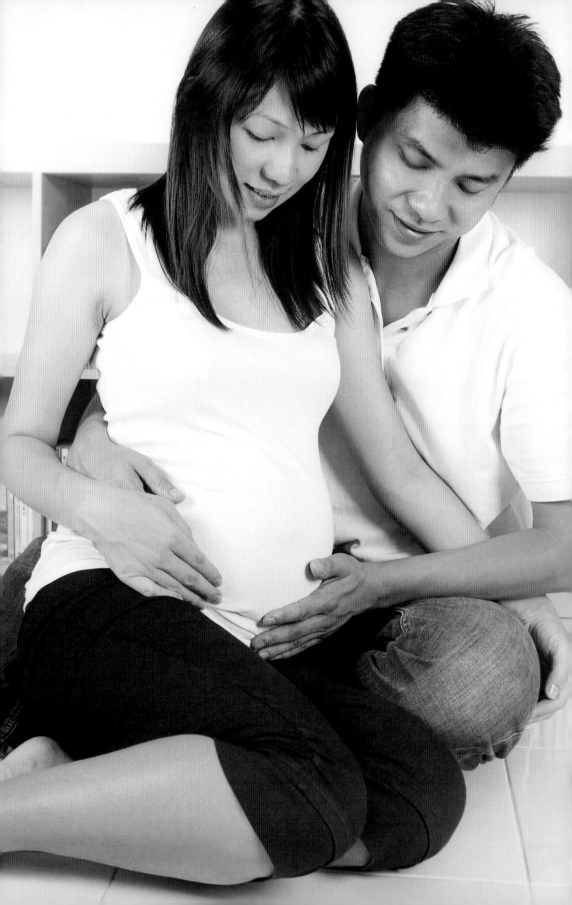

Chapter 6　孕 6 月（21 ~ 24 周）：
"孕"味十足

这个月的胎宝宝越来越活泼了，在妈妈的子宫里，胎宝宝开始吮手指、蹬脚丫、翻跟斗，甚至抓着脐带荡秋千……

这个时期的胎宝宝已经显露出顽皮的天性，身体的各项器官已经基本发育，所以孕妈妈要加强对胎宝宝的胎教，促进胎宝宝身体各项功能的发育。

同时，孕妈妈圆滚滚的肚皮显得"孕"味十足。

赶紧去照相馆留个影吧，以后好给宝宝看：当时你还在妈妈肚子里呢!

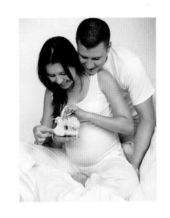

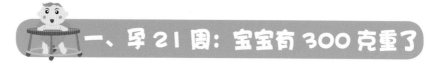

一、孕21周：宝宝有300克重了

本周，胎宝宝长得更大了，有300克左右了。他的小乳牙已经开始在颌骨内形成。并且胎宝宝的活动越来越明显，且有了他自己的活动和睡眠周期。不过孕妈妈本人却开始被一些孕期症状所困扰，如牙龈出血、妊娠纹、下肢静脉曲张等。

1. 胎宝宝和孕妈妈的奇妙变化

胎宝宝

这个小家伙现在看上去变得滑溜溜的，他的身上覆盖了一层白色的、滑腻的物质，这就是胎脂。它可以保护胎宝宝的皮肤，以免在羊水的长期浸泡下受到损害。不少宝宝在出生时身上还残留着少许的白色的胎脂。

孕妈妈

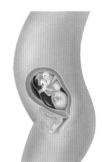

孕妈妈的体重增加了约5千克。子宫在平脐的位置，从耻骨算起约22厘米。这个时期你还不会有气短、呼吸急促等感受，但随着子宫增大，这种状况会越来越明显。由于孕妈妈身体的重心发生了变化，突出的腹部使重心前移，为了保持平衡，不得不挺起肚子走路。

由于孕激素的作用，你的手指、脚趾和全身关节韧带会变得松弛，使你觉得不舒服，行动有点迟缓和笨重，这很正常，不必担心。你的分泌物也在增加，如果感到阴道周围红肿和刺痛，分泌物异常，有可能是酵母菌感染，最好及时去专科医院就诊。你的双腿水肿可能会加重，要避免长时间站立，躺或坐时，最好抬高脚，这样会使下肢的静脉循环更好一些。

2. 怎样测量宫底高

所谓宫底高是指从下腹耻骨联合的上缘至子宫底间的长度。因孕妈妈的脐耻间距离、胎儿发育情况等稍有差异，医生可通过产前检查了解胎儿发育情况，判断胎儿大小。

从孕 20 周开始直到孕 36 周，每过 1 周你的宫底高都会相应增加。如果期间持续 2 周宫底高都没有变化，或者说增加过快、过慢，我们都建议你及时去医院就诊。进入 36 周以后，由于胎头下降入盆，宫底高的增速会变慢，甚至出现变小。这是正常的现象。

从本周开始，就可以让准爸爸给你测量宫底高了。方便的话，可以每周都测量，把测量数据记录下来，画成曲线，看看宫底高的增加是否在正常范围之内，测量方法如下：

①排尿后平卧于床上。

②准爸爸用软尺测量耻骨联合上缘中点至宫底的距离。

子宫高度与孕周的关系如表 6-1 所示。

表 6-1 子宫高度与孕周的关系

孕周	手测宫底高度	尺测宫底高度（厘米）
12 周末	耻骨联合 2～3 横指	
16 周末	脐耻之间	
20 周末	脐下 1 横指	18(15.3～21.4)
24 周末	脐上 1 横指	24(22.0～25.1)
28 周末	脐上 3 横指	26(22.4～29.0)
32 周末	脐与剑突之间	29(25.3～32.0)
36 周末	剑突下 2 横指	32(29.8～34.5)
40 周末	脐与剑突之间或略高	33(30.0～35.3)

3. 应对妊娠纹

不知从何时开始，孕妈妈发现自己的肚皮中间出现了一条小小的细纹。到本月，这条细纹似乎突然增粗增黑，看上去丑陋无比。这就是孕期美丽杀手——妊娠纹。

怀孕时，肾上腺分泌的类皮质醇（一种激素）数量会增加，使皮肤的表皮细胞和纤维母细胞活性降低，以致真皮中细细小小的纤维出现断裂，从而产生妊娠纹。孕中晚期，胎儿生长速度加快或孕妈妈体重短时间内增加太快，肚皮来不及撑开，都会造成皮肤真皮内的纤维断裂，从而产生妊娠纹。

妊娠纹的常见部位在肚皮下、胯下、大腿、臀部，皮肤表面出现看起来皱皱的细长形痕迹，这些痕迹最初为红色，微微凸起，慢慢颜色会由红色转为紫色，产后再转为银白色，形成凹陷的疤痕。妊娠纹一旦产生，将会终生存在。避免体重突然增加、适当的运动与按摩，是避免妊娠纹产生的最有效的方法。

生活调理

按时作息，帮助身体建立规律的新陈代谢，有助于增加皮肤弹性。

从怀孕初期到产后 3 个月，每天早晚取适量抗妊娠纹乳液涂于腹部、髋部、大腿根部和乳房部位，并用手顺时针打圈轻轻按摩以帮助吸收，这样可减少妊娠纹的产生。即使产前没有妊娠纹的孕妈妈也同样不能省去这个步骤，因为有些细微的妊娠纹在产后反而会跑出来。

使用孕妈妈专用的托腹带，既可以减轻腹部的负担，又能预防妊娠纹的产生。

洗澡时不要用太烫的水，水温过高会破坏皮肤的弹性。

饮食调理

均衡摄取营养，保持正常的体重增加速度，少吃油炸、高糖的食品，多吃膳食纤维丰富的蔬菜、水果和富含维生素 C 的食物。每天早晚喝 2 杯脱脂牛奶，以此增加细胞膜的通透性和皮肤的新陈代谢功能。

多吃胶原蛋白丰富的食物，比如猪蹄、猪皮、蹄筋之类，可以增加皮肤弹性。

多吃富含维生素 E 的食物，如包菜、葵花子油、菜籽油等，对皮肤有抗衰老的作用。

多吃富含维生素 A 的食物，如动物肝脏、鱼肝油、牛奶、奶油、禽蛋及橙红色的蔬菜和水果，可避免皮肤干燥。

多吃富含维生素 B_2 的食物，如蛋、奶等，可预防皮肤开裂和色素沉着。

4. 应对孕期胀气

孕中期以后，孕妈妈吃完东西后不停地打嗝，打嗝厉害时还想吐，不管吃什么都胀气。应对胀气应讲究以下几点。

饮食调理

感到胃部胀气时，应停止大量进食，减少肠胃负担。将1天3餐改成1天6～8餐，每餐分量减少。不要只吃流质的食物，因为流质食物并不一定都好消化。

纤维素能促进肠道蠕动，应多吃富含纤维素的食物，如蔬菜、水果等。要避免吃易产气的食物，如豆类、油炸食物、马铃薯等。苏打能在胃里产生气泡，苏打类饮料也要避免饮用；咖啡、茶等饮料也要少喝。多喝温开水，每天至少1500毫升，促进排便。

生活调理

胀气的孕妈妈可以在饭后1小时进行按摩，以帮助肠胃蠕动。孕妈妈坐在有扶手的椅子或沙发中，成45°半卧姿势，从右上腹部开始，顺时针方向移动到左上腹部，再往左下腹部按摩，切记不能按摩中间子宫所在的部位。

也可以在饭后半小时到一小时左右，到外面散步20～30分钟，促进消化。此外，孕妈妈应穿着宽松、舒适的衣服，不要穿任何会束缚腰和腹部的衣服。

5. 胎教时刻：抚摸胎教

用手在孕妈妈的腹壁轻轻地抚摸胎儿，引起胎儿触觉上的刺激，以促进胎儿感觉神经及大脑的发育，称为抚摸胎教。有关专家认为，父母可以通过抚摸和话语与子宫中的胎儿沟通信息，以使胎儿感到舒服和愉快，有安全感。

抚摸胎教可以在妊娠20周后开始，与胎动出现的时间吻合。抚摸应从胎儿头部开始，然后沿背部到臀部及肢体，要做到轻柔有序。每晚临睡前进行，每次抚摸以5～10分钟为宜。抚摸可与数胎动及语言胎教结合进行。如果胎儿对抚摸刺激不高兴，就会用力挣脱或者用蹬腿来反映。这时，父母应该停止抚摸。

二、孕 22 周: 胎动更加频繁了

这个时期，胎宝宝的动作多了起来，尤其是手部的动作，抓小鼻子啊，揉擦小脸啊，有时候还会嘬嘴巴，是不是非常有趣啊？伴随着胎宝宝的成长，孕妈妈的腹部也越来越鼓，新的问题又会接踵而来，孕妈妈你做好应对的准备了吗？

1.胎宝宝和孕妈妈的奇妙变化

胎宝宝

这一周胎宝宝身长已经长到 19 厘米左右，体重大约有 350 克。小家伙的皮肤是红红的，为了方便皮下脂肪的生长，上面皱皱的。胎宝宝眉毛和眼睑已充分发育，小手指上也已长出了娇嫩的指甲。

孕妈妈

22 周，孕妈妈体重大约以每周增加 250 克的速度在迅速增长。子宫也日益增高，压迫肺部，由于骤然增加的体重和增大的子宫，使孕妈妈的体重越来越重。同时，妊娠激素的分泌会导致手指、脚趾和其他关节部位变得松弛。你的肚脐可能不再是凹下去的，它可能是平的，也可能很快会凸出来。

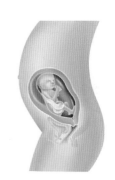

除了越发严重的妊娠纹，另一种在孕期你可能会注意到的皮肤变化，是一种被称为蛛形血管瘤的东西。它们是一些微红凸起的、带有细小分支的小块。通常会出现在脸、脖子、胸的上部和胳膊上，它们是由孕期增高的雌激素引起的，通常会在生产后自然消失。

2.面对宫缩如何应对

宫缩是孕期一种常见的现象，常常在孕妈妈劳累或情绪不稳定的情况下出现。那么，究竟是什么原因造成宫缩，又该怎样预防宫缩呢？

引起宫缩的原因

胎宝宝的因素：胎宝宝活动幅度较大时会引起孕妈妈产生宫缩现象，这种宫缩一般强度不大。

孕妈妈的因素：孕妈妈在过度劳累、受到惊吓、服用某些药物后，或者不良的生活习惯也会引起宫缩。如果孕妈妈有腹泻、腹膜炎、阑尾炎等疾病时，也容易引起宫缩。

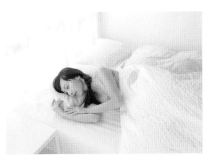

预防宫缩，应从日常生活着手，孕妈妈要注意以下几点：

不走太多的路，不搬重物： 这个时期，胎宝宝的体重对母体而言已经是很大的负担，如果再走太多的路或搬重物，很容易使孕妈妈感到疲劳，另外还会导致腹部用力，从而引起宫缩。

注意休息： 疲倦时就躺下休息，保持安静。保证充足的休息，对母体和胎宝宝都大有益处。

不要积存压力： 精神疲劳和身体疲劳一样，会导致各种问题的发生，压力积攒也容易出现腹部变硬，最好能做到身心放松。

防止着凉： 经常使用空调会使下肢和腰部过于寒冷，也容易引起宫缩。孕妈妈使用空调时，要穿上袜子，盖上毯子，防止着凉。

应对宫缩的方法

一般性宫缩： 出现一般性宫缩时，孕妈妈要稍微弯一下腰或休息一下，坚持"能坐不要站，能躺就不要坐"的原则，休息后宫缩就会得到缓解，如仍没有缓解，一定要到医院就医。

优生专家贴心说

防止疲劳过度： 由于增大的子宫的压迫，使孕妈妈下半身血液循环不畅，容易引起疲劳，而且难以解除。因此，这个时期孕妈妈要防止过度疲劳。

3. 热量摄取因人而异

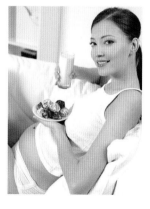

　　热量的摄取应根据自身体重的增长状况来进行，而非盲目地遵循专家或相关书上给的数据。因为孕妈妈的生活状况不一样，体重增长的状况也不一样。有的孕妈妈在家全天待产，不怎么运动，而有的孕妈妈依然每天参加工作，做一定量的运动。

　　一般来说，孕妈妈的体重每周增长 0.3 ~ 0.5 千克比较适宜，低于 0.3 千克或者高于 0.5 千克时，都要适当地调整热量摄取。

4. 胎教时刻：怎样训练宝宝的听力

　　胚胎学研究证明，胚胎从第 8 周开始神经系统初步形成，听力神经开始发育。当胎儿发育进入 5 ~ 7 个月时听力完全形成，能分辨出各种声音，并在母体内做出相应的反应。（胎儿辨别不同的声响时，表现出对自己母亲的声音特别敏感。）

　　研究者让孕妈妈在孕 5 月时每天给胎儿朗读一篇故事，直到胎儿出生。当胎儿出生后进行吸吮试验：先准备两篇韵律完全不同的儿童读物，一篇是孕妈妈曾经给胎儿朗读的故事，另一篇是婴儿在母亲体内没听到过的故事。婴儿通过不同的吸吮方法才能听到这两篇不同的儿童读物。结果发生了让人非常惊喜的事情，这些婴儿全部选择了他们出生前听过的故事。

　　研究还发现，如果胎儿喜欢听某种声音，就会表现得安静，而且胎头会逐渐移向妈妈腹壁；如果听到不喜欢听的声音，胎头会扭开，且用脚踢妈妈腹壁。

　　以上事实说明胎儿在未出生前已经具备了听力。并且，专家发现，如果胎儿在母体内患有先天性耳聋，通过听力训练可以做出初步诊断，当胎儿一出生就可以采取相应的措施。

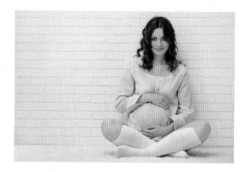

三、孕 23 周：皱巴巴的微型老头

本周的胎宝宝已经像一个人儿了，只是皮肤皱巴巴的，像个微型老头。并且，胎宝宝的牙胚开始发育，所需要的钙质越来越多，孕妈妈要注意补钙。除了有意识地食用富含钙质的食物外，不要忘了适当晒晒太阳，促进体内维生素 D 的合成。

1. 胎宝宝和孕妈妈的奇妙变化

胎宝宝

皮肤红红的，而且皱巴巴的，样子像个小老头。皮肤的褶皱是为了给皮下脂肪的生长留有余地。嘴唇、眉毛和眼睫毛已清晰可见，视网膜也已形成，具备了微弱的视觉。胰腺及激素的分泌正处于稳定的发育过程中。牙龈下面乳牙的牙胚也开始发育了。

孕妈妈

进入了 23 周，孕妈妈的子宫已经到脐上约 3.8 厘米的位置，宫高约 23 厘米。体重增加了 7 千克左右。当身体膨胀时，你可能开始感觉到疼痛。由于腹部的隆起，你的消化系统会感觉不舒服，曾经在孕早期出现的胃灼热，现在又来困扰你了。每餐不要吃得过饱，少食多餐会令你舒服一些，饭后散步将有助于消化。当身体臃肿时，要观察钠的吸收情况，它会使你水肿。另外，有些孕妈妈会感到腹部、腿、胸部、背部变得瘙痒难耐，或瘙痒与黄疸同共存。如果出现这种情况，一定要到医院就诊，这有可能是妊娠期肝内胆汁瘀积症。

2. 适当增加奶类食品的摄入量

孕 20 周后，胎儿的骨骼生长速度加快。孕 28 周后，胎儿骨骼开始钙化，仅胎儿体内每日需沉积约 110 毫克钙。如果孕妈妈钙摄入量不足，不仅胎儿容易出现发育不良等多种问题，母亲产后的骨密度也会比同龄非孕妈妈降低 16%，并且孕期低钙饮食也会增加发生妊娠高血压综合征的危险。

专家建议，孕妈妈从孕 20 周起，每日至少饮用 250 毫升的牛奶，也可摄入相当量的乳制品，如酸奶、奶酪、奶粉、炼乳等。如果是低脂牛奶，要加量饮用至 450 ～ 500 毫升。

3. 孕期运动安全做

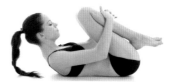

孕妈妈参加劳动或体育活动，多少会引起子宫收缩，使得血流量减少，胎儿的供血减少，不过对身体素质健康的孕妈妈而言，并不会影响胎儿。由于胎儿具备相当强的耐受力，运动可有效地促进盆腔血液循环，增进机体新陈代谢，对孕妈妈和胎儿都有益。但应该选择一些安全性高的运动。

适合孕妈妈的运动

适合孕期的运动有以下几种：

散步： 天气适宜时，在亲友陪同下到空气清新的公园、郊外田间小道或树林里散步，每周 3 ～ 5 次。散步的时间多少和距离长短以不觉劳累为宜。

游泳： 游泳是比较适合孕妈妈的运动之一。它安全、舒适，活动量适中，能锻炼腹部、腰部和腿部力量，增加肺活量，提高身体的协调性，还具有减轻腰部压力的优点。但要注意游泳池水的卫生，一般不宜超过 1 小时，大致游 300 ～ 400 米即可。游泳前要做好充分的热身运动，避免跳水和仰泳。游泳时应有救护设备及救生人员监护。

妊娠期运动注意事项

如果孕前经常锻炼，那么幅度较小的锻炼项目应该坚持下去，但时间和强度应加以控制。如果孕前不经常锻炼，可以从小到大逐渐增加，直到强度适当。

怀孕前 12 周最好不要做幅度和强度较大的运动，较大强度的运动最适宜的时间段是从孕 16 周开始，到孕 28 周止，但要根据自身的情况，量力而行，且不可过激。

孕期不可以做举重和仰卧起坐运动，因为它会妨碍血液流向肾脏和子宫，影响胎儿发育，甚至导致流产；不要跳跃、猛跑、突然拐弯或弯腰，也不要做时间太长、太累的运动。

夏天锻炼的时间安排在早晚比较合适；要多喝水，充分休息。如突然感到头晕，呼吸不畅，或者心跳加快，重心不稳等，要立即停止活动，仔细观察。

如有血压较高、降不下来，特别疼痛，阴道出血，羊水流出，心律紊乱等情况之一，应尽快就医。

最后，孕妈妈如果患有心脏病、肾脏泌尿系统疾病，有过流产史、妊娠高血压和血压不稳定者就不适宜做以上这些强度较大的运动。

4. 如何安全地上下班

一般人都认为孕妈妈骑自行车危险，容易摔倒，其实不然，正因为怀有身孕，孕妈妈骑车会更加小心谨慎，反而不易摔倒。骑自行车是一项有益的运动，孕中期适当地骑骑自行车是完全可以的。需要注意的是不要长距离地骑自行车，到了妊娠后期最好不要再骑了。

公交车和地铁是大多数孕妈妈常用的两种交通工具，有什么要注意的呢？首先最好能避开上下班乘车的高峰期，以免受到拥挤人流的挤压撞击；其次车上人多时，应该主动向别人请求座位，以免紧急刹车时失去平衡而摔倒；最后尽量选择前面的座位，减少颠簸，下车时一定要等车到站停稳后再下。

5. 胎教时刻：准爸爸如何参与胎教

准爸爸平时可为孕妈妈朗读富有感情的诗歌散文，常同胎宝宝说话，给胎宝宝更多的父爱。胎儿也非常喜欢爸爸的爱抚。当妻子怀孕后，丈夫可隔着肚皮经常轻轻抚摸胎儿。

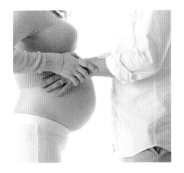

准爸爸参与胎教，能让孕妈妈感觉受到重视与疼爱，胎儿也能感受到愉快的心情。

四、孕24周：隆起的腹部已经很难隐藏了

本周，随着胎宝宝的发育越来越明显，孕妈妈的腹部已经很难隐藏了。伴随着体重的增加，孕妈妈会感觉身体越来越沉重，比以往更加容易疲劳。如果孕妈妈经常感觉到头晕，应及时去医院检查。

1. 胎宝宝和孕妈妈的奇妙变化

胎宝宝

24周时的胎宝宝大约已有820克，30厘米长。除了听力有所发展外，呼吸系统也正在发育。尽管他还在不断吞咽羊水，但是通常不会排出大便（那得等到出生以后了）。

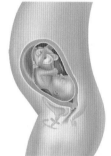

6个月的胎宝宝听力几乎和成人一样。外界的声音都可以传到子宫里。但是胎宝宝喜欢听节奏平缓、流畅、柔和的音乐，讨厌强快节奏的音乐，更害怕各种噪声。这个时期胎动也越来越明显了。

孕妈妈

进入孕24周，子宫现在在肚脐上3.8～5.1厘米的位置，从耻骨联合处量起，约有24厘米，凸痕非常明显，很难隐藏了。随着体重的大幅增加，支撑身体的双腿肌肉疲劳加重，隆起的腹部压迫大腿的静脉，使身体越来越沉重。有些孕妈妈会感到腰部和背部容易疲劳，甚至腰酸背痛。有时孕妈妈还会感觉眼睛发干、畏光，这些都是正常的现象，不必担心。如果经常感觉头晕，要及时告诉医生，这可能是贫血的征兆。

2. 轻拍腹中的宝宝

给予宝宝适当的物理刺激，将有助于胎儿的大脑发育。研究结果表明，胎儿发育到第4周时，神经系统已开始建立；第8～11孕周时，对压触觉有了反应。

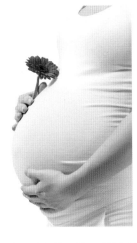

所以，在孕3月，孕妈妈轻轻拍打、抚摸腹部，这种触摸刺激可通过腹壁、子宫壁促进胎儿的感知觉发育。到孕6月，孕妈妈可配合音乐轻拍肚子，用双手轻轻推动宝宝。需要注意的是，到了38周后不宜进行。

轻拍宝宝要有规律，动作要轻柔，每次以5~10分钟为佳，不宜过长。最好在晚上9~10点时开始练习，这时胎儿的活动较为频繁。如果胎儿出现"拳打脚踢"的反应，表示胎儿不舒服了，应该停止轻拍。练习要循序渐进，一开始以每周3次为宜，根据具体情况逐渐增加次数。

3.多吃核桃，宝宝更聪明

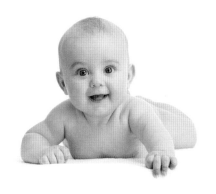

中国营养学会推荐，孕妈妈膳食中脂肪供能的百分比应为20%~30%，其中饱和脂肪酸供能应该小于10%，单不饱和脂肪酸、多不饱和脂肪酸供能都为10%。多不饱和脂肪酸中亚油酸与亚麻酸的比例为4:6.1，其中，亚麻酸的摄入更为重要。这是因为，亚麻酸对胎儿的脑部、视网膜、皮肤和肾功能的健全十分重要，长期缺乏亚麻酸会影响注意力和认知发育。从胎儿期26周至出生后两岁，是人体脑部和视网膜发育最为重要的阶段。由于母体是胎儿和婴儿营养的主要提供者，所以孕期和哺乳期的妈妈要特别注意亚麻酸的摄入。

核桃不但含有亚麻酸和磷脂，且富含维生素E和叶酸，孕期和哺乳期妈妈不妨多吃。

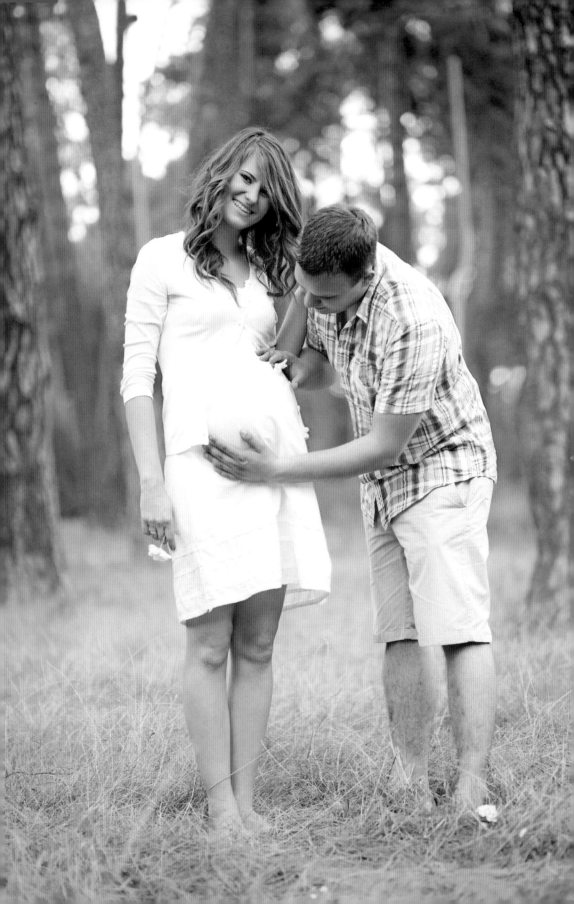

Chapter 7 孕 7 月（25 ~ 28 周）：
日渐蹒跚也幸福

　　到孕 7 月，不少孕妈妈已经是大腹便便，行动不是那么利索了，连晚上翻身也不是那么顺畅了。

　　孕妈妈即使身材超级走样也别忘记控制体重，对那些高糖的甜食要跟它们说拜拜了。

　　这个时期，是宝宝大脑发育的又一个关键时期，孕妈妈要多吃健脑食品，争取生出聪明的宝宝。

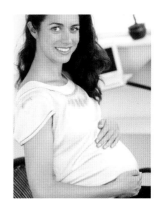

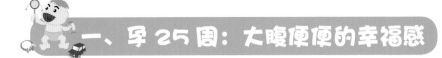
从本周开始，胎宝宝进入大脑发育的又一个高峰期，孕妈妈要抓住时期，多吃些有益大脑发育的食物，同时进行适当的胎教。

1. 胎宝宝和孕妈妈的奇妙变化

胎宝宝

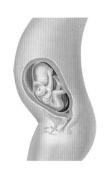

此时胎宝宝体重稳定增加，皮肤很薄而且有不少皱纹，几乎没有皮下脂肪，全身覆盖着一层细细的绒毛。其身体在妈妈的子宫中已经占据了相当多的空间，开始充满整个子宫。

孕妈妈

本周孕妈妈的子宫又变大了不少，从侧面看，肚子大得更明显了，子宫底上升至脐上三横指处。你可能感到精神状态又回到了孕早期，疲劳、头晕、频繁地去卫生间。由于胎儿的增大，腹部越来越沉重，腰腿痛更加明显。由于你体内男性荷尔蒙的增加，你身上的体毛会更粗、更黑了。你会感觉头发增多了，浓密并且有光泽。怀孕期间孕妈妈患糖尿病的很多，但是不必太惊慌，只要你在医生的指导下适当地用饮食或药物来控制病情的话，您也可以生一个健康的小宝宝。

2. 孕晚期孕妈妈如何安全地活动

进入孕晚期，孕妈妈的身材越来越臃肿，活动也比较困难，因此要注意掌握以下安全细则：

孕妈妈正确站立姿势：站立时，孕妈妈应选择舒适的姿势。比如，收缩臀部，就会体会到腹腔肌肉支撑脊椎的感觉。

孕妈妈起身站立的正确方法：孕中晚期，孕妈妈起身站立时要缓慢有序，以免腹腔肌肉过分紧张。仰躺着的孕妈妈起身前要先侧身，肩部前倾，屈膝，然后用肘关节支撑起身体，盘腿，以便腿部从床边移开并坐起来。

孕妈妈正确的坐姿： 孕妈妈正确的坐姿是要把后背紧靠在椅子背上，必要时还可以在背后放一个小背垫。

孕妈妈俯身弯腰的正确方法： 孕中晚期，胎儿的体重会让孕妈妈的脊椎压力增大，并引起孕妈妈背部疼痛。因此，孕妈妈要尽量避免俯身弯腰动作，以免给脊椎造成重负。如果孕妈妈需要从地面捡拾起什么东西，俯身时不仅要慢慢轻轻向前，还要屈膝，同时把全身的重量分配到膝盖上。孕妈妈在清洗浴室或是铺沙发时也要参照此动作。

孕妈妈徒步行走的正确方法： 徒步行走对孕妈妈很有益，可增强腿部肌肉的紧张度，预防静脉曲张，还可强壮腹腔肌肉。一旦孕妈妈行走时感觉疲劳，就应马上停下来，找身边最近的凳子坐下歇息 5 ~ 10 分钟。走路时，孕妈妈要注意保持直立，双肩放松。散步前要选择舒适的鞋，以低跟、掌面宽松为好。

3. 饮食宜粗细搭配

进入孕中晚期，孕妈妈要多吃"粗食"，以摄入足量的膳食纤维，有利于通便，可保护心血管，控制血糖和血压，预防妊娠综合征。

饮食中粗与细应该掌握好一个限度和比例，不是越粗越好，也不能太过精细。孕妈妈的饮食更要遵循"粗细搭配"的原则，每周吃 3 次粗粮为宜，每餐有一道高纤维的蔬菜，每天要搭配肉、蛋、鱼、奶等食物，才能做到营养均衡。

4. 妊娠期做怪梦是怎么回事

孕妈妈总是有着这样或那样的担心，如胎儿能否健全、会不会发育异常或畸形、营养是不是够了等等，这些问题都可能会给你带来困扰。又或者在怀孕过程中，因感冒等疾病，服用过药物以后，疑虑药物是否对胎儿有影响。还常常担心自己能否承受得了妊娠的负担，担心分娩时能否顺利，会不会发生难产或意外。

所谓日有所思，夜有所梦。要对付这些由心而生的噩梦，你最需要做的就是解决心中的疑虑。对孕期担忧的问题都要说出来，不能解决的应该去医院做咨询，尽量放松自己的心态。

如果并非以上原因引起的经常性噩梦，孕妈妈就要警惕心、脑血管疾病发生的可能性，我们建议早到医院检查、治疗，以保证安全度过孕期。

5. 胎位异常怎么办

从本月起，孕检时医生会格外关注胎儿的位置，胎位直接关系到孕妈妈是否能正常分娩。正常胎位是头位，即胎儿头朝下，屁股朝上。

症状及原因

常见的异常胎位有臀位、横位、足位等，多由子宫发育不良、骨盆狭小、胎儿发育失常等导致。怀孕中期，胎儿还不太大，能在羊水中自由转动，来回变换体位，不必担心。但过了 36 周后，大多数胎儿会因头部较重而自然头朝下进入骨盆就位，此时胎儿的体位就固定了。如果此时仍是臀位，则自然分娩的可能性较小，所以最好在 36 周之前调整好胎位，可在医生指导下采取自疗方法试行转胎。

矫正胎位异常的艾灸法

用艾条温灸至阴穴（位于足小指指甲外侧，脚趾甲后跟部附近，左右各一），每日早晚各一次，每次 20 分钟。灸时放松裤带，腹部宜放松。点燃艾条后，将火端靠近足小指，指甲外侧角处（穴位），保持不被烫伤的温热感，或用手指甲掐压至阴穴，也可用生姜捣烂敷至阴穴来替代艾灸法。

自疗要点： 胎位不正的孕妈妈不宜久坐久卧，要增加诸如散步、揉腹、转腰等轻柔的活动。保持大便通畅，最好每日都排便。

矫正胎位异常的饮食调理

忌寒凉性及胀气性食品，如螺蛳、蛏子、山芋、豆类、奶类、糖（过多）。

二、孕 26 周：胎宝宝的眼睛睁开了

到本周，胎宝宝的眼睛已经能够睁开了，如果用手电筒照射孕妈妈的腹部，胎宝宝会自动将头转向光亮的来处。到本周，胎宝宝已经有一斤半了，孕妈妈的腹部像塞进去一个足球那样圆鼓鼓的。

1.胎宝宝和孕妈妈的奇妙变化

胎宝宝

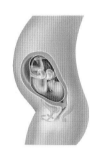

体重在 1000 克左右，身长约为 32 厘米。这时皮下脂肪开始出现，他全身覆盖着一层细细的绒毛。

孕妈妈

现在孕妈妈子宫的高度大约已经到了肚脐上 6 厘米的位置，从耻骨联合量起约为 26 厘米。如果按照正常标准，体重应该已经增加了 10 千克。部分孕妈妈在腹部和乳房处皮肤会长出妊娠纹，这是皮肤伸展的标记，可以通过按摩和使用滋润乳液进行预防和缓解。另外，如果你的背部近来有点痛，这就是孕期和激素在起作用了，它会松弛你的关节和韧带，为分娩做准备。

2.孕妈妈的体重增长是否正常，每周监测最保险

孕妈妈在整个孕期体重会增加 10 ~ 15 千克。孕妈妈的体重变化可以间接地反映宝宝的生长发育情况，一般每周测 1 次。不管体重增长过多还是过少，都应该去看医生，尽早查明原因，并采取相应的治疗方法，以免造成不良后果。

孕 28 周后，孕妈妈体重每周增长约 500 克。如果连续数周不增，表明宝宝生长发育缓慢，可能是孕妈妈的不良饮食习惯造成的；如果体重增长过快，可能是孕妈妈存在糖尿病、妊娠期高血压疾病或羊水急性增多等。

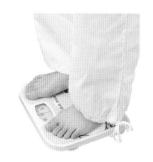

孕妈妈要每周检测体重的增长是否正常。

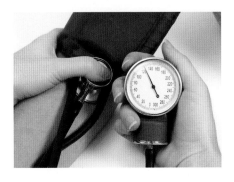

3. 孕晚期该做哪些检查

孕 7 ～ 10 月为妊娠晚期，这期间孕 32 周后每两周做一次产前检查，孕 36 周后每周做一次产前检查。

一般检查： 通过一般检查，了解孕妈妈的妊娠时间，有无不适症状，有无慢性疾病史、遗传史、早产、流产、宫外孕、胎盘早剥、前置胎盘史等，测血压、数脉搏、听心肺等，检查有无贫血，检查下肢有无水肿。通过心电图检查孕妈妈的心脏功能。

实验室检查： 实验室检查包括血常规、尿常规、大便常规、肝肾功能、查尿中 E 值或 E/c 比值、血 HPL 测定、乙肝五项、抗 HCV 检测、有关凝血功能检查等。对有遗传病家族史或有分娩死胎、畸胎史者，应行绒毛先导培养或抽羊水做染色体核型分析，降低先天缺陷及遗传病儿的出生率。

超声波检查： 超声波检查可助了解胎位，了解胎儿发育是否正常，必要时了解胎儿的性别。前置胎盘也需用超声波诊断。

产科检查： 腹部检查包括测量腹围和宫高、检查胎位和胎心、了解胎头是否入骨盆、估计胎儿大小等。通过骨盆测量了解骨盆的大小，以便准确估计能否自然分娩，是否需要剖宫产，以便医生和孕妈妈都能心中有数。借助阴道检查了解产道有无异常。通过肛门检查，了解骨盆有无异常，包括坐骨棘、尾骨等。

4. 预防孕期抑郁症，教你拥有好心情

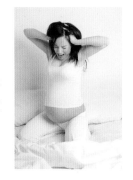

孕期孕妈妈的心情很容易走进一个胡同区而无法走出来，因此孕妈妈要及时调节心情，缓解不良情绪，预防孕期抑郁症。

孕期抑郁症的症状

如果在一段时间（至少是两周内）有以下的几种症状，则说明你可能已患有孕期抑郁症：注意力无法集中，记忆力减退；脾气变得很暴躁，非常容易生气；情绪起伏很大，喜怒无常；非常容易疲劳，或有持续的疲劳感；睡眠质量很差，爱做梦，醒来后仍感到疲倦；总是感到焦虑、迷茫；持续的情绪低落，莫名其妙地想哭；不停地想吃东西或者毫无食欲；对什么都不感兴趣，懒洋洋的，总是提不起精神。

孕期的抑郁情绪如果得不到调整，就会对胎儿的健康发育造成不利影响，甚至引起胎儿畸形、导致难产，产后得抑郁症的概率也会增大。

改善抑郁情绪的生活调理

要改善孕期的抑郁情绪，最重要的一点就是自我调控情绪。如果你有抑郁的状况存在，我们建议你尝试以下方法来改变情绪：

◎注意和准爸爸多沟通孕期生活中遇到的难题，得到他的支持与帮助；还可以跟亲密的朋友倾诉，让她们给予你理解和帮助。

◎想象一下宝贝出生后的美好生活，这样，当前的困难就变得不那么难解决了，一切的付出都会得到回报的。暂时离开令你郁闷的环境，培养一些积极的兴趣爱好，转移自己的注意力。

◎如果你做了种种努力，情况仍不见好转，或者有伤害自己和他人的冲动，我们建议你立即寻求医生的帮助。

◎记心情日记，把孕期的感受都记录下来也是一种不错的情感宣泄方式。

5.胎教时刻：神奇的乳汁

本周的胎教内容就是你与胎宝宝一起，了解神奇的乳汁。你现在可能还不能想象，在婚前我们视若珍宝的乳房一直包裹得严严实实，而当宝宝出生后，你可能就算在大庭广众之下，都能从容地撩开衣服，喂饱你的宝宝。婴儿就是有这么大的魔力哦！

乳汁是怎么制造出来的

乳腺为乳房的主要构成组织，具有分泌乳汁的功能，乳腺由几个到十几个腺叶组成，以乳头为前端呈放射状排列，形成一个半球形。每个腺叶又分为20 ~ 40 个小叶，小叶由 10 ~ 1000 个乳腺泡组成，乳腺泡由小管连接像葡萄串一样，乳腺泡又由筋上皮细胞所包裹。

脑垂体所分泌的催乳素是与母乳分泌关系最为密切的激素。腺泡细胞在激素的作用下分泌出小滴的乳汁，汇集到乳腺泡内，然后由小管进入输乳管，最后由输乳管进入输乳管窦并在那里储存。输乳管窦在受到婴儿的舌头和上下颚的压迫时，乳汁就会从乳头流出。乳头的输乳口有几个到十几个，喂奶时乳汁由此流出，但在平时乳头的肌肉是呈收缩状态，输乳口是封闭的。

从妊娠初期到分娩，催乳素的分泌量是不断增加的。催乳素的主要作用是刺激乳汁分泌，此外，还有让乳腺发育的作用。其对乳腺与泌乳的作用主要为促进乳腺发育生长，引起并维持泌乳。

卵泡激素一方面促进了催乳素刺激乳腺发育，另一方面又抑制了催乳素刺激母乳分泌。所以在妊娠期间，催乳素的浓度虽然很高，但是由于卵泡激素的存在，妊娠期间基本上是不分泌母乳的。

完美的食物

与其卓越的名声相符，乳汁经常被宣布为"自然的完美的食物"。它是一个新生的哺乳动物幼崽生存所需的全部。

自然界中脂肪最丰富的乳汁是海象的乳汁，比黄油还腻。一头海象的幼崽只吃 4 个月奶，在此期间它的体重从出生时的 33 千克增加到断奶时的 135 千克。就母海象而言，它在整个哺乳期不吃任何东西，因此其体重要从开始时的 675 千克减少到 270 千克。

成长缓慢的动物的乳汁中，氨基酸浓度比较小。人类成长缓慢，人乳也属于含蛋白质最低的乳类。老鼠的乳汁中的氨基酸浓度是人乳的 12 倍。牛奶中的蛋白质比人乳高 4 倍，这就是不能直接给婴儿喝牛奶而必须将它加工成配方奶的主要原因。

本周胎宝宝长出了柔软细密的头发，看起来更加像一个小人儿了。此时，胎儿的听觉系统也发育完全，可以进行胎教了，孕妈妈应该抓住胎教的黄金时期，及时进行胎教。

1. 胎宝宝和孕妈妈的奇妙变化

胎宝宝

27周的胎宝宝可以看到胎头上长出了短短的胎发。男孩的睾丸尚未降下来，女孩的小阴唇已开始发育。这时胎宝宝的听觉神经系统也已发育完全，对外界声音刺激的反应更为明显。气管和肺部还未发育成熟，但是呼吸动作仍在继续。

孕妈妈

胎儿的重量使你的后背受压，引起下后背和腿部的剧烈疼痛。孕中期末，子宫在肚脐以上约 7 厘米的位置，如果从耻骨联合量到子宫底部，大约 27 厘米。在本周，你的羊水量下降了一半。当宝宝踢腿和转身时，你甚至可能看见胎宝宝骨骼较大的膝盖和肘部从你的腹部鼓起一个小包。如果别人在旁边盯着你看，也可以看得到。现在，你还可能出现了胸部和腹部的萎缩纹。自己洗脚、系鞋带都很困难。你的腿部抽筋很可能会越来越严重。腿部抽筋一般发生在晚上，但在白天也有可能发生。伸展小腿肌肉，脚趾向前伸直，然后向胫骨处勾脚，能够起到一定的缓解作用。

2. 孕妈妈，可以考虑开始规划你的产假了

到本周，不少孕妈妈已经感觉行动困难，上下班不像以前那么顺畅了，因此开始规划着休产假。2016 年最新产假的规定为：女职工单胎顺产者，给予产假 98 天，其中产前休息 15 天，产后休息 83 天。另外，再增加奖励假 30 天。难产者，增加产假 15 天；多胞胎生育者，每多生育一个婴儿，增加产假 15 天。《中

华人民共和国人口与计划生育法》第二十五条："符合法律、法规规定生育子女的夫妻，可以获得延长生育假的奖励或者其他福利待遇。"各地规定不一，具体参照所在省份的《人口与计划生育管理条例》。

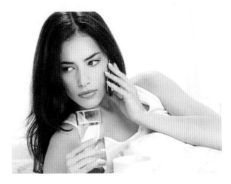

孕妈妈可以根据自身的具体情况来规划自己的产假，请产假要把握六大重点：

家庭经济方面：如果是双薪家庭，突然失去部分收入，又增加了宝宝的开销，能负担得起吗？有没有买房、买车的贷款压力？

情绪管理方面：你身兼二职，既要照顾家又要在职场上打拼，本已身心俱疲，但宝宝是天使般的魔鬼，当他闹情绪时，你是否有足够的 EQ 与 IQ 来面对？

家庭支持方面：你的爱人、父母、公婆对你请产假的态度如何？

职场竞争方面：产假休息越久，对工作就越感到生疏，回到职场出现的落差越明显，你是否有能力弥补这一落差？如果不能，你又有什么解决方案？

公司运营方面：公司运营状态如何，对员工的各种福利待遇会有所不同，所以这也是考虑请产假时需谨慎拿捏的一个重点。

亲子关系：除了你自己之外，有无合适的人选照顾宝宝？交给保姆放心吗？为了工作，肯定要失去许多与宝贝相处的快乐时光，你能舍得吗？

3. 孕妈妈通过情感调节来促进宝宝的记忆

很多妈妈都有这样的体会，刚出生的宝宝哭闹不止时，将宝宝贴近妈妈胸口，妈妈心跳的声音传到宝宝耳朵里，宝宝就会立即停止哭闹，安静入睡。这是因为胎儿对妈妈心跳声有记忆，当听到熟悉的心跳声音时，会产生一种安全感，哭闹立刻停止。

研究表明，胎儿对外界激励行为的感知体验将会长期保留在记忆中直到出生，而且对婴儿将来的智力、能力、个性等有很大影响。由于胎儿在子宫内通过胎盘接受母体供给的营养和母体神经反射传递的信息，使胎儿脑细胞在分化、成熟过程中不断接受调节与训练。因此，孕期母体的情感调节与子女记忆形成、智力发展有很大关系。

4. 应对心悸、呼吸困难

生活调理

◎平时要多卧床休息。若仅是由于怀孕造成的呼吸困难，孕妈妈在睡眠时可避免平躺，改半坐姿会较为舒适。

◎不要勉强去干费力的活，上下楼梯要慢走。

◎如在走路时发生心悸和呼吸困难，要停下来站立或坐下休息。

饮食调理

◎不要一次性进食太多，以少食多餐为佳，多摄取易于消化且营养成分高的食物。

◎保证全面营养，限制钠的摄入，增加铁、钙与B族维生素的摄入，为分娩做好准备。

◎饮食应以高蛋白、高维生素、低脂肪及低盐为宜，孕晚期每日食盐量不宜超过5克。

◎注意调整食量，适当控制体重，以免加重心脏负担。

◎宜多吃些桑葚、松子仁、枸杞子、葡萄、阿胶等食品。

◎忌食胡椒、红干椒、花椒、肉桂、紫苏、茴香、烧酒、丁香、葱、姜、蒜等辛热香燥之物。

5. 去拍摄"大肚婆"的纪念照

选择风和日丽的日子，让准爸爸陪你去拍摄一套"大肚婆"的纪念照吧，和你的婚纱照一样，这将成为最美丽的纪念。将来还可以拿给宝宝，告诉他，妈妈当年怀他的时候是多么辛苦、多么幸福！

拍照最好要提前预约，并且跟影楼协商好了，在自己拍摄的阶段没有其他的顾客，不然要等很久，体力上支撑不住。

在孕25~30周拍照最好，太早了肚子还不太明显，太晚了肚形就不好看了。

拍摄环境可以选择在自己家里，这样就避免出门的麻烦了。也可以选择行人较少、拍摄环境很好的户外。

外出拍摄时最好带上自己的安全化妆用品，避免使用影楼的化妆用品。如果自己有好看的孕妈妈服可以带1~2套，影楼提供的大同小异，没有特点。

拍摄当天去影楼前要洗澡、剪指甲，并且在肚子上涂润肤油，这样肚子会好看一点。

注意拍摄时间不宜太长，也不宜设计"高难动作"，最主要的就是要突出你幸福的感觉。最好照几张与准爸爸在一起的温馨照片。

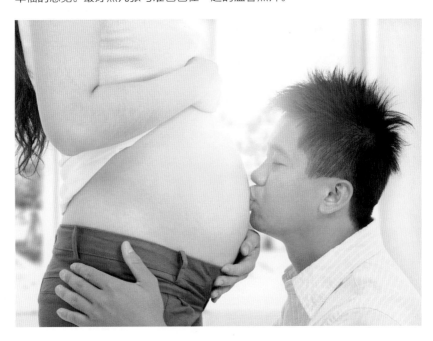

到本周，胎宝宝的活动会特别明显，有时候，孕妈妈休息时，胎儿的活动会让孕妈妈的肚皮表面像波浪一样动起来。不仅孕妈妈能够真实地感到胎宝宝的活动，有时连准爸爸也能通过抚摸孕妈妈的肚皮来和胎宝宝"对话"。

1. 胎宝宝和孕妈妈的奇妙变化

胎宝宝

这个月的胎宝宝重达 1300 克，35 厘米长。他的眼睛既能睁开也能闭上，而且已形成了自己的睡眠周期。醒着时，他会自己嬉戏，会踢腿、伸懒腰，有时会把自己的手指放到嘴里去吸吮。大脑活动也非常活跃，大脑皮质表面开始出现一些特有的沟回，脑组织快速增殖。胎宝宝的小鼻子到现在已有了嗅觉。胎宝宝对子宫内的气味能够留下深刻的记忆。

孕妈妈

子宫现在已经到了肚脐的上方，大约是在肚脐以上 8 厘米的位置。如果从耻骨联合量到子宫底部约 28 厘米。子宫快速增长并向上挤压内脏，因而你会感到胸口憋闷、呼吸困难。因为腹部沉重，如果平躺会让你感觉喘不过气，最好侧卧。脚面、小腿水肿现象严重，站立、蹲坐太久或腰带扎得过紧，水肿就会加重。如果水肿不伴随高血压和蛋白尿，就属于怀孕后的正常现象。心脏的负担也在逐渐加重，血压开始增高，静脉曲张、痔疮、便秘这些麻烦，接踵而至地烦扰着孕妈妈。现在，你可能要每两周去做一次产前检查，这样医生可以更密切地监察你的孕期。

2. 怎样预防巨大胎儿

在医学上，新生儿的出生体重等于或大于 4000 克就可称为巨大儿。巨大儿的发生原因有很多，主要与遗传因素有一定的关系，如父亲或母亲身材高大、体重过重或体格健壮，生下巨婴的可能性较大；其次与孕期营养过剩有关，许多孕妈妈认为吃得越多对孩子越好，在孕期只吃大鱼大肉和昂贵的保健品，导致自身体重严重超标，胎儿体重也随之猛增。

巨大儿主要有以下潜在危险：孕妈妈要整天待在家里坐着或躺着，难产的概率增高；婴儿长大后若仍旧是肥胖儿童，成年期糖尿病、高血压、高脂血症等疾病发生的可能性也就会相应增加。

为预防娩出巨大儿，孕妈妈应适度参加活动，不要整天待在家里坐着或躺着。同时适当补充营养，减少高热量、高脂肪、高糖分食品的摄入，保持自身体重和胎儿体重的匀速增长。密切关注胎儿的生长发育进程，当发现胎儿增长过快时，应该及早去医院做一次糖耐量的检测和营养咨询，合理调整饮食，避免隐性糖尿病的发生。同时，为胎儿做一次心脏超声波检查，以明确有无先天性心脏畸形存在，做到早期干预。

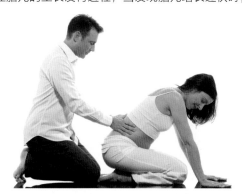

3. 孕妈妈听力会下降吗

怀孕后，孕妈妈肌体细胞的内外液中雌激素浓度差异较大，会引起渗透压改变，导致内耳水，进而影响听力。由此可见，孕妈妈听力有所下降是正常的，这种情况一般在产后3～6个月就能恢复正常。孕妈妈从以下几点来预防听力下降：

◎在游泳或洗浴之后，可将头向入水侧倾使水自然流出耳朵，切忌用手或物去抠。

◎孕期要注意补充营养，保证足够的休息时间。

◎平时最好少用耳机。

4. 预防和应对孕期痔疮

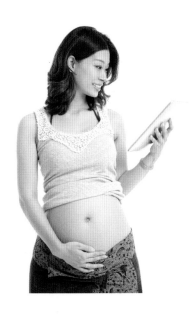

痔疮是一种慢性病，孕妈妈痔疮的发病率高达 76% 左右。痔疮通常出现在妊娠晚期的 28 ～ 36 周，特别是分娩前 1 周，但有时也会在孕早期出现。

症状及原因

随着胎宝宝一天天长大，日益膨大的子宫压迫下腔静脉，腹压增加，影响了血液的回流，致使痔静脉充血、扩张、弯曲成团。如果长时间得不到改善，可造成排便出血，导致不同程度的贫血，从而影响胎宝宝的正常发育。

生活调理

上厕所时放松心情，以免出血。养成良好的排便习惯，解便时勿看书报，不要蹲坐太久，以免造成肛门血液循环不良。避免提重物。

可在洗澡时用温水冲肛门周围，或使用温水坐浴，以促进肛门周围的血液循环，减少痔疮的发生。

做肛门收缩运动。每天早晚各做一次提肛运动，每次 3 下，可以加强肛周组织的收缩力，有助于肛周组织的血液循环。

饮食调理

可多吃富含膳食纤维的蔬菜和水果，如芹菜、白菜、菠菜、黄花菜以及苹果、香蕉、桃、梨、瓜类等。还可多吃一些含植物油脂的食品，如芝麻、核桃等。

最好每天早晨起床后喝一杯淡盐水或蜂蜜水，这样可避免便秘，减少硬结粪便对痔静脉的刺激。平时应注意不吃辛辣食物，如胡椒、花椒、生姜、葱、蒜以及油炸的食物，少吃不易消化的东西，以免引起便秘。

5. 下肢静脉曲张的预防和应对

从孕 7 月开始，孕妈妈小腿上便出现了弯弯曲曲、凸出肤面的青紫色血管，双腿有沉重感、肿胀感和蚁走感，这种现象在医学上被称为下肢静脉曲张。经常站着工作或生育过多的孕妈妈易出现这种现象。

症状及原因

下肢静脉曲张一般发生在妊娠后期，但也有孕妈妈在妊娠中期就出现了这一症状。

孕妈妈之所以会出现下肢静脉曲张，是因为随着胎宝宝的长大和羊水量的增加，子宫会压迫腿部静脉和盆腔内的静脉，使静脉血液回流受阻，致使腿部的内侧面、会阴、小腿和足背的静脉弯曲鼓露，形成下肢静脉曲张。此外，怀孕晚期孕妈妈机体内产生的雌激素水平升高，会导致外阴部松弛，出现外阴部下肢静脉曲张。

初次怀孕的孕妈妈遇到下肢静脉曲张时不要过于紧张，这种妊娠性下肢静脉曲张会随着妊娠的结束慢慢消失。

饮食调理

饮食在下肢静脉曲张的治疗中起着很重要的作用。科学合理的饮食，可以为孕妈妈提供充足的营养，有效预防和减轻下肢静脉曲张。

首先，孕妈妈要选择吃低热量的食物。为减少身体脂肪，进入孕中期的孕妈妈可以食用西蓝花、芹菜、菠菜、鲤鱼、牡蛎、脱脂牛奶等低糖、低脂肪的食物，以促进血液循环，保持合适的体重，避免因过多的脂肪增加水肿，加重下肢静脉曲张。如果孕妈妈已经患上了下肢静脉曲张，食用以上食物也可以改善病情。

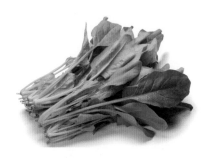

其次，要注意补充水分，促进新陈代谢。水分是新陈代谢过程中的重要物质，

它可以把新陈代谢产生的废物带出人体，保持健康。所以，为了缓解下肢静脉曲张，孕妈妈要多喝水。另外，孕妈妈也可以通过多吃蔬菜和水果补充水分。

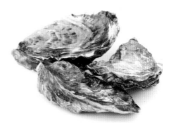

生活调理

为了防止和减轻下肢静脉曲张带来的不适，可采取以下措施：

◎注意休息，不要久坐或负重，适当减少站立不动的时间，养成每天步行半小时的习惯。

◎选择合脚的鞋子，不要穿高跟鞋和高筒靴。下班回家如果是木地板，可赤足或穿拖鞋，以改善足部血液循环，并使肌肉得到锻炼。

◎每天午休或晚间睡眠时，足部应抬高 30 厘米左右，可在脚下垫一个枕头或坐垫。

◎尽量减少增加腹压的因素，如避免咳嗽、便秘等病症。

◎蹲厕的时间不宜过长。

◎避免使用可能压迫血管的物品，如不要穿太紧的袜子和靴子，也不要用力按摩腿部。

◎洗澡水的温度要与人体温度相同。不要用太热或太冷的水洗澡，以免引起血管膨胀或收缩。

◎已有下肢静脉曲张的孕妈妈，应避免靠近热源，如暖气片、火炉或壁炉，并应禁止长时间日光浴，因为热气能加重血管扩张。

◎严重的下肢静脉曲张需要卧位休息，用弹性绷带缠缚下肢，以预防曲张的静脉结节破裂出血。

◎一般下肢静脉曲张在分娩后会自然消退。若下肢静脉曲张发展过于严重，产后需要考虑外科手术治疗。

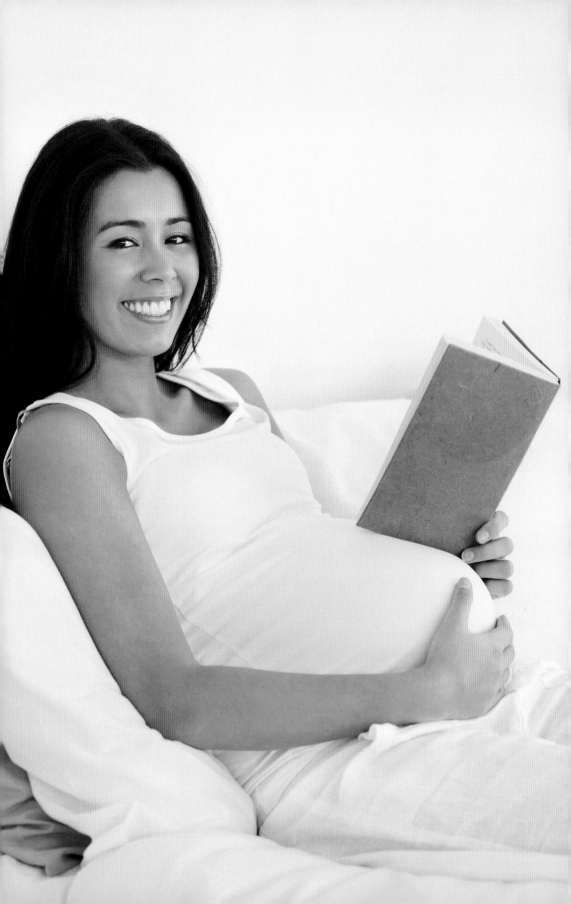

Chapter 8　孕 8 月（29 ~ 32 周）：
步履蹒跚也无畏

孕 8 月的孕妈妈，会发现腹部如吹气球一样，一天不同一天，有些妈妈的腿部和脸部开始出现水肿，睡觉变得不是那么容易。

一些心急的妈妈甚至期待着宝宝能早点出来。

呵呵，坚持下吧，早产可不是件好事哦。

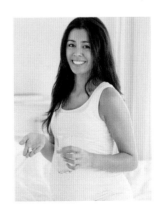

一、孕29周：妈妈要开始记录胎动了

从本周起，胎动会更加频繁，孕妈妈要学会数胎动，并通过记录胎动来判断体内胎儿的健康状况。如若发现异常，要及时告知医生，以便及时采取相应的应对措施。

1. 胎宝宝和孕妈妈的奇妙变化

胎宝宝

体重已有 1300 多克，身长大于 35 厘米了。此时他还会睁开眼睛并把头转向从妈妈子宫壁外透射进来的光源。胎宝宝的皮下脂肪已初步形成，手指甲也已能看得很清楚了。

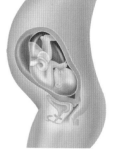

孕妈妈

孕 29 周，孕妈妈子宫高度比肚脐高 7.6 ~ 10.2 厘米，从耻骨联合处量起约 29 厘米。现在子宫所在的位置会对膀胱造成压力。你可能感觉又回到了孕期的头三个月，频繁地上厕所，总感觉膀胱里的尿排不净。甚至在笑、咳嗽或者轻微运动时，也会有尿排出。

当你走路多或者身体疲劳时，你会感到肚子一阵阵地发紧，这是正常的不规律宫缩。当你仰躺时，你会感到头晕，心率和血压会有所变化。如果从仰躺变为侧躺，症状就会消失。在孕期的最后三个月，大多数孕妈妈都会有鼻塞或者鼻出血的情况，这种情况很正常，一旦分娩，就会痊愈，不会有后遗症。

2. 如何检测宝宝的胎位是否正常

在怀孕早、中期时，胎儿往往还漂浮在羊水中，加之活动，所以胎位会发生变化，在孕 32 周后就比较固定了。宝宝的头呈圆球状，相对较硬，是最容易摸清楚的部位。因此，胎位是否正常可通过监测胎头的位置来确定。

正常胎位时，可在下腹中央即耻骨联合上方摸到胎儿头部，如果在这个部位摸到圆圆、较硬、有浮球感的东西，那就是胎头。要是在上腹部摸到胎头，在下腹部摸到宽软的东西，表明胎儿是臀位，属于不正常胎位；在侧腹部摸到胎头，胎体呈横宽走向时为横位，也属于不正常胎位。这两种胎位均需在医生指导下采取胸膝卧位纠正，每次 15 ～ 20 分钟，早晚各 1 次。存在脐带绕颈的孕妈妈在进行胸膝卧位纠正时，一定要在医生指导下进行，谨防出现胎儿窒息。需要提醒的是，不正常的胎位即使已经纠正过来，还需坚持监测，以防再次发生胎位不正。

3. 监测宝宝健康状况，从记录胎动开始

怀孕 29 ～ 38 周是胎动最频繁的时期，接近足月时则略微减少。孕妈妈可以从本周开始每天记录胎动。每日记录胎动，是监测胎儿健康的简单、经济而又有效的方法，它不仅可及时发现胎儿缺氧或胎盘功能不足的情形，还可减少孕妈妈因过度紧张而造成的疑虑。一旦发现胎动不正常的情形，可以及时就医，减少了意外事情发生的概率。

具体检测方法见 18 周"孕妈妈自我检测胎动"。

4. 结合孕晚期胎儿发育特点，合理饮食

补充不饱和脂肪酸：孕晚期是胎儿大脑细胞发育的高峰期，需要补充不饱和脂肪酸，以满足胎儿大脑发育所需。可以进食适量的玉米油、香油、葵花油或玉米、花生、芝麻来补充必需的亚油酸。也可适量食用添加了 DHA 和不饱和脂肪酸的孕妈妈奶粉和人工制剂。

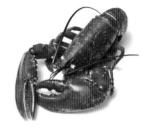

补充蛋白质：由于胎宝宝的身体增大，大脑发育加快，孕妈妈需要更多地补充蛋白质，每日摄入

量不少于 85 克。可通过摄入鱼、虾、鸡肉、鸡蛋和豆制品补充蛋白质。

加强钙吸收：这个时期胎宝宝的牙齿和骨骼的钙化加速，其体内一半以上的钙是在孕晚期储存的，因此孕妈妈钙的需要量明显增加，每天可喝 2 杯牛奶用于补钙。

增加铁的供给：本月要增加铁的摄入，以保证胎儿的骨骼发育，也为分娩时的失血做准备。

此外，仍然要注意各种维生素的补充。

5. 如何预防和应对早产

胎儿在孕 28 ~ 37 周就分娩出来的，视为早产。和流产不同的是，早产的婴儿有存活和成长的可能，尤其是 32 周以后出生的婴儿。

预防早产的生活调理

孕晚期要减少活动，注意休息，避免疲劳。放松心情，让情绪平稳，避免紧张以及受到惊吓或刺激。如果由于活动不足引起血液循环不良，不妨请家人为你做适度的肌肉按摩。

如孕妈妈出现早产迹象，即出现规律性的宫缩，或有阴道出血的状况，要注意安胎，避免做一切会刺激子宫收缩的事情。最好住进医院，保持安静，采取保胎措施。

预防早产的饮食调理

◎切忌过多食用空心菜、山楂、苋菜等可致滑胎的食物。

◎控制饮水量和盐分摄入，预防出现水肿，小心妊娠高血压症等综合征。

◎适当吃一些预防便秘的食物，如蔬菜、水果等。如果连续便秘或腹泻，排便时的刺激会使子宫收缩，造成早产。

到本周，胎宝宝已经约有1500克重了，小家伙在孕妈妈的腹中活动频繁。与此同时，孕妈妈的日子变得艰难起来：呼吸困难、饭后不适等问题接踵而来。加油吧，这只是短暂的，因为你很快就可以和宝宝见面了。

1. 胎宝宝和孕妈妈的奇妙变化

胎宝宝

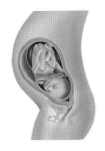

此时男胎宝宝的睾丸正在向阴囊下降，女胎宝宝的阴蒂已很明显。大脑的发育也非常迅速。大多数胎宝宝此时对声音有反应。皮下脂肪继续增长。

孕妈妈

30周，孕妈妈的子宫约在肚脐上方10厘米处，从耻骨联合量起，子宫底高约30厘米。因为子宫上升到了横膈膜，孕妈妈会感到身体越发沉重，肚子像个大西瓜，行动吃力、呼吸困难并且胃部感到不适。再过几周，随着胎儿头部开始下降，进入骨盆，不适感会逐渐减轻。催乳素数值在体内上升，有些孕妈妈的乳房甚至会开始分泌初乳。肚子上的肌肉已经撑大并且松弛了，所以当你躺着的时候，不要像过去那样快地起身，要慢慢地起身。

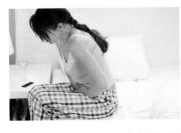

2. 羊水过多过少都有害

什么是羊水

胎宝宝生存的空间由3层胎膜包裹着，胎膜最里面的一层被称为羊膜。这层胎膜与胎盘之间形成的空间里面充满了液体，这个液体就被称为"羊水"。在整个怀孕过程中，它是维持胎宝宝生命不可缺少的重要成分。

随着胎宝宝的生长，羊水也不断增多，孕10周时仅为30毫升，孕20周便增加到了 350 毫升，胎宝宝临近足月时，羊水可达 500 ~ 1000 毫升。羊水多于 2000 毫升为羊水过多，少于 500 毫升为羊水过少。羊水过多过少对母体和胎儿都有危害。

羊水过多的危害

◎羊水过多时，孕妈妈常并发妊娠高血压、水肿、蛋白尿，严重时可出现抽搐和昏迷，威胁母子生命。

◎胎宝宝在宫腔内活动度较大，孕妈妈容易发生胎位不正。

◎孕妈妈子宫过度膨胀，压力过高，易引起早产。

◎如果羊水过多，破膜后会有大量羊水涌出，腔内压力骤然降低，容易引起脐带脱垂而危及孕妈妈和胎宝宝性命。

◎羊水过多，孕妈妈在第三产程中可能会因子宫收缩乏力而致产后大出血。

◎羊水过多的孕妈妈早产率较一般孕妈妈高 1 倍。

◎羊水过多，再加上血型不合、糖尿病等合并症和脐带脱垂等并发症，可使围生期孕妈妈的死亡率大幅增高。

羊水过少的危害

◎胎宝宝畸形发生率高，两者互为因果，可导致胎宝宝泌尿生殖器官发育畸形。

◎常合并胎盘功能不全，胎宝宝宫内发育迟缓。

◎易引发胎宝宝宫内压迫，或者引发新生儿胎粪吸入综合征。

◎使产程延长，胎宝宝头部下降缓慢。

◎围生期母子死亡率高，是正常者的 10 倍。

3. 去医院进行骨盆测量

产道包括骨产道和软产道。骨产道指骨盆。骨盆的大小及形状与宝宝能否顺利分娩密切相关。通过骨盆测量，可了解骨盆大小形状，估计胎儿与骨盆的比例，判断能否自然分娩。

骨盆测量一般在孕 28 ~ 32 周进行，若过早测量，因为阴道和韧带不够松弛，会影响测量结果；过晚有引起感染或胎膜早破的危险。

骨盆内测量：骨盆测量分内测量和外测量。内测量前，医生会检查阴道分泌物和宫颈情况。测量时医生将手指伸入阴道，测量骨盆各个平面的宽度。测量时孕妈妈要放松，这样才准确。若有先兆流产或早产史，则可暂不做内测量。

骨盆外测量：骨盆外测量是用特制的尺子从体外测量骨盆大小，由于受到骨骼厚度和皮下脂肪肌肉等软组织影响，测量结果往往不十分准确。即使骨盆形态正常，径线小，仍有难产的可能；骨盆形态虽然异常，但径线长，分娩不一定会出现困难。医生要在产前通过测量来综合考虑这些因素。

4. 应对腰背疼痛

定期检查，坚持做一些适宜的活动。

重视孕期检查，定期了解耻骨分离的具体情况，加强体育锻炼，经常进行适宜的伸展大腿运动，增强肌肉与韧带张力和耐受力。

不能进行按摩，以休息为主。孕妈妈可以采取比较舒适的位置，使背部肌肉放松。如半躺，将双腿架高一点，使血液回流舒畅，以减轻下肢的水肿。疼痛厉害的话，应马上去就医。如果右侧腰部痛得比较厉害的话，还是去医院看看为好，看看是否有慢性的肾盂肾炎、泌尿系统的感染。

5. 胎教时刻：光照胎教

通过光照可使视网膜上的光感细胞受到光刺激，发生光化学反应，把光能转化为电能，产生神经冲动，使胎宝宝视觉水平提高。这对他日后的视觉能力将产生良好的影响，为此"光照胎教"应运而生。

怀孕7个月后，孕妈妈可通过产前常规检查，请医生标注胎宝宝头部的位置，每天选择胎宝宝活跃的时间，用手电筒通过孕妈妈腹壁照胎宝宝头部，时间不要过长，每次5分钟。如果胎宝宝感到不快则出现躁动，孕妈妈应立即停止。

三、孕31周：胎宝宝的"房子"变小了

本周，随着胎儿身体各器官发育的完成，胎儿身长增长减慢而体重迅速增加，故胎儿在子宫内可活动的空间越来越小。与此同时，孕妈妈子宫撑大，挤压胃部，导致孕妈妈胃口又开始变差了。

1. 胎宝宝和孕妈妈的奇妙变化

胎宝宝

胎宝宝的肺部和消化系统已基本发育完成，身长增长趋缓而体重迅速增加。

这周胎宝宝的眼睛时开时闭，他能够辨别明暗，甚至能跟踪光源。

孕妈妈

进入 31 周，孕妈妈子宫底已上升到了横膈膜处，会经常感到胃里不舒服，特别是吃完饭后。这种症状大约到 34 周胎儿头部下降，进入骨盆就可以缓解了。你会发现最近你的体重增加得特别快，这是因为宝宝这时生长的速度很快。你的肚脐周围、下腹及外阴部的颜色越来越深，也许你身上的妊娠纹和脸上的妊娠斑也更为明显了。睡眠更加不好，特别是肚子大了，起、卧、翻身都有困难，怎么躺都不舒服。可以在睡前请老公帮忙，轻柔地按摩你的腿、脚和背部，帮助肌肉放松。同时多想想宝宝很快就能跟你见面了！这点不适也就没有那么让人难受了。

2. 补充促进宝宝大脑发育的 α-亚麻酸

在孕期必需营养物质中，α-亚麻酸是除叶酸、维生素、钙等营养物质外，另一种非常重要且亟待补充的营养物质。

α-亚麻酸的作用

α-亚麻酸是维系人类脑进化和构成人体大脑细胞的重要物质基础，是人体

的智慧基石，它为人体必需脂肪酸，是组成大脑细胞核、视网膜细胞的重要物质。α-亚麻酸能控制基因表达，优化遗传基因，转运细胞物质原料，控制养分进入细胞，影响胎宝宝脑细胞的生长发育，降低神经管畸形和各种出生缺陷的发生率。

缺乏的危害

α-亚麻酸在人体内不能自主合成，必须从外界摄取。若缺乏 α-亚麻酸，孕妈妈会睡眠差、烦躁不安、疲劳感明显，产后乳汁少、质量低。而对于胎宝宝来说，α-亚麻酸摄入不足，会导致胎宝宝发育不良，出生后智力低下，视力不好，反应迟钝，抵抗力弱。

这样补充 α-亚麻酸

富含 α-亚麻酸的食物有深海鱼虾类，如石斑鱼、鲑鱼、海虾等；坚果类，如榛子、核桃等。在含有 α-亚麻酸的食物中，亚麻籽油的含量是比较高的。孕妈妈每天吃几个核桃或者用亚麻籽油炒菜都可以补充 α-亚麻酸。孕妈妈每日宜补充 1000 毫克 α-亚麻酸。

3. 上班族孕妈妈应适时停止工作

按照有关规定，育龄女性可享受不少于 90 天的产假。怀孕满 38 周的上班族孕妈妈就可在家中休息，为临产做准备。如果孕妈妈的工作环境相对安静、清洁，危险性较小，且身体状况良好，那么可在预产期的前一周或两周回到家中，静静地等待宝宝的诞生。如孕妈妈出现下列情况，就要适时停止工作。

如果孕妈妈的工作量相当大，建议提前一个月开始休产假，以免发生意外。

上班族孕妈妈应适时停止工作，与家人一起，静静地等待宝宝的诞生。

通常妊娠反应在怀孕三个月后自动消失，如果孕妈妈的反应一直未见好转，建议尽快到医院咨询医生，以免耽误病情。

在孕晚期，孕妈妈可能会感觉到行动特别不便，如果孕妈妈的工作不属于体力劳动，工作强度不是很大，亦可上班，只是要避免上夜班。

如果孕妈妈的工作需要长期使用电脑，或在工厂操作间等阴暗嘈杂的环境工作，那么建议孕妈妈在怀孕期间调动工作，或选择暂时离开工作岗位，待在家中。

如果孕妈妈的工作是饭店服务人员或者销售人员，或每天至少需要 4 小时以上的行走时间，建议孕妈妈在预产期的前两周半就离开工作岗位回到家中待产。

由于个体差异的存在，变化范围也比较大，以下表格（表 8-1）数字仅供参考。

表 8-1　孕妈妈停止工作时间参考表

工作状况	建议停止工作的孕周
秘书、工作较轻松的职员	40 孕周
教授、管理人员	40 孕周
间断地举重物（22.68 千克以下）	40 孕周
偶尔举重物（22.68 千克以上）	30 孕周
经常弯腰（达 10 次 / 小时）	28 孕周
长时间站立（每天长于 4 小时）	24 孕周
重复举重物（11.34 ~ 22.68 千克）	24 孕周
重复举重物（11.34 千克以上）	20 孕周
爬梯或杆（每天多于 4 次）	20 孕周

4. 应对胃灼感

饮食调理

孕妈妈在日常饮食中应少食多餐，进食后不要立即躺在床上，不可大量饮水或刺激性饮料和油腻食品。临睡前喝一杯热牛奶，对缓解胃灼感有很好的效果。

生活调理

为了有效减少胃液反流，孕妈妈可在睡眠时把靠头边的床脚垫高 15 ~ 20厘米，以抬高上身角度。如果胃灼热症状较重，可在医生指导下服用一些缓解药物。

四、孕32周：宝宝约1600克重了

如果胎宝宝营养充足、正常发育的话，到本周胎宝宝该有1600克了。去医院检查，医生会告诉孕妈妈，宝宝的头朝下了，那是为出生做准备的姿势哦。与此同时，孕妈妈的膀胱被不断增大的子宫挤压着，变得更小了，孕妈妈又开始尿频了。

1.胎宝宝和孕妈妈的奇妙变化

胎宝宝

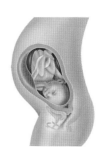

现在的体重为1600克左右，40厘米长。全身的皮下脂肪更加丰富，皱纹减少，看起来更像一个婴儿了。你会发现胎动次数比原来少了，动作也减弱了，但只要胎动次数符合规律就问题不大。胎宝宝的肺和胃肠功能接近成熟，已具备呼吸能力，能分泌消化液。而且在本周，胎宝宝的小身体会倒过来，头朝下进入妈妈的骨盆。

孕妈妈

孕妈妈继续以每周0.45千克的速度增重。你会感觉更加疲惫，你腹部增加的重量会改变你的体形和身体的重心。你感到下背痛或臀部及大腿部疼痛，这是由于这个时期你的腹部肌肉受到拉伸，激素让你的韧带变得更加松弛，增大的子宫甚至还会压迫到一些神经。疼痛和疲惫会让你感觉不想动，但是为了能顺利分娩，还是要适当地做些运动。

现在，宝宝的头下降，压迫到了你的膀胱，因此你的尿频现象更加严重。你的阴道分泌物也增多了，此时更要注意外阴的清洁。

2.决定休产假前应考虑的因素

确认工作代理人。在列出工作明细表后，与主管领导沟通，及早确定工作代理人。由于职务和职位的不同，你的工作代理人可能是一个人，也可能是分给不同的人负责不同的工作项目。

交接工作。与工作代理人交接工作是一个很重要的环节。在产假前，让代理人了解你工作的脉络与流程，并提前进入工作状态，万一你出现早产症状，可轻松离开。

同时，让代理人与工作有密切联系的同事熟悉，并告知同事，代理人将在产假期间接替你的工作。这样你可以轻松应对早产状况。

产假期间与公司保持联系。在产假期可以与代理人通电话，关心一下他的工作状态，虽然有时会比较麻烦，但不吝啬这点时间与耐心，才是以后在职场生存的长久之道。

假期结束前的准备工作。你可以与同事，尤其是工作代理人聊聊工作进展的程度，现阶段有哪些工作是迫在眉睫，也可以拿出那张工作明细表，让代理人详细说明每件工作的最新状况。这样，你一回到公司就可以迅速找回原来的感觉！

3. 根据体重科学控制食量

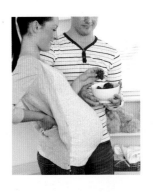

越是到孕晚期，越要科学地控制食量，以免体重增长超标，生出巨大儿或者难产。

计算每种食物合理摄入量的方法是：用孕期每日热能需要量乘以孕妈妈的孕前标准体重数，然后按照每日三种热能营养素的分配比例，就可以计算出这位孕妈妈每天应摄入的各种食物量。

例如：某孕妈妈的身高是 1.60 米，孕前体重是 60 千克，那么她每天应该吃多少主食呢？首先计算她的体重指数：60 /（1.6X1.6）< 23.9。根据这位孕妈妈的体重指数，按照表 8-2 中的数据，推算出她每日每千克体重需要的热能为 30 ~ 35 千焦耳。如果按照每天每千克体重需要 33 千焦耳，计算她的热能总需要量为：33x60=1980（千焦耳）。

按照每日主食摄入量占 65% 来计算：

1980x0.65=1287（千焦耳）。每克主食产生的热量是 4 千焦耳，孕妈妈每天的主食应该吃 321 克左右。

表 8-2　不同体重指数孕妈妈每日热能需要量和体重增加范围参考表

孕前体重指数	孕期热能（千焦耳/千克/天）	孕期体重总增长（千克）
<18.5	35	13 ~ 18
18.5 ~ 23.9	30 ~ 35	11.5 ~ 12.5
24.0 ~ 27.9	25 ~ 30	10 ~ 12
为28	25	8 ~ 11

4. 宝宝B超提示脐带绕颈请别着急

通过普通B超检查，发现胎儿颈部上有脐带的压迹时，提示可能存在脐带绕颈。但如果进一步做彩色超声波检查，则不但能够明确诊断，还可以看清楚缠绕的圈数。

正常情况下，脐带漂浮于羊水中。如果脐带的长度过长、羊水过多或胎动过频时，容易使脐带缠绕在胎儿的脖子上，形成脐带绕颈，其发生率高达20% 左右。大多数的脐带绕颈为1 ~ 2 圈，但有时也多达4 ~ 5 圈。多数情况下，脐带绕颈的圈数不多，缠绕也不紧，因而对血液的流通并无妨碍。但如果缠绕过紧，脐带就会受到压迫，致使胎儿缺氧。这种情况在胎儿下降过程中更为明显。有时脐带牵拉过紧，也会阻碍胎头的下降，而致胎头高浮。

胎儿出现脐带绕颈后，孕妈妈不必过于担心，可以通过数胎动来自行判断胎儿的情况，于早中晚各测一小时，三小时胎动次数的总和乘以四得出十二小时胎动总数，若总数大于十二次表示正常，若十二小时胎动少于十次，或每小时少于三次，需速去医院找医生处理。

5. 胎教时刻：尊重胎宝宝的作息时间

胎宝宝也会有自己的生活习惯，主要表现在睡眠与觉醒的交替周期上。虽然生活在漆黑的子宫内，但通过母亲的生活习惯，能够用大脑感觉到昼夜的区别。

孕妈妈可不要扰乱胎宝宝的生活习惯，在他睡眠的时候，千万不要以做胎教为名，用声音、光亮或是动作去叫醒他，否则胎宝宝会不高兴的。

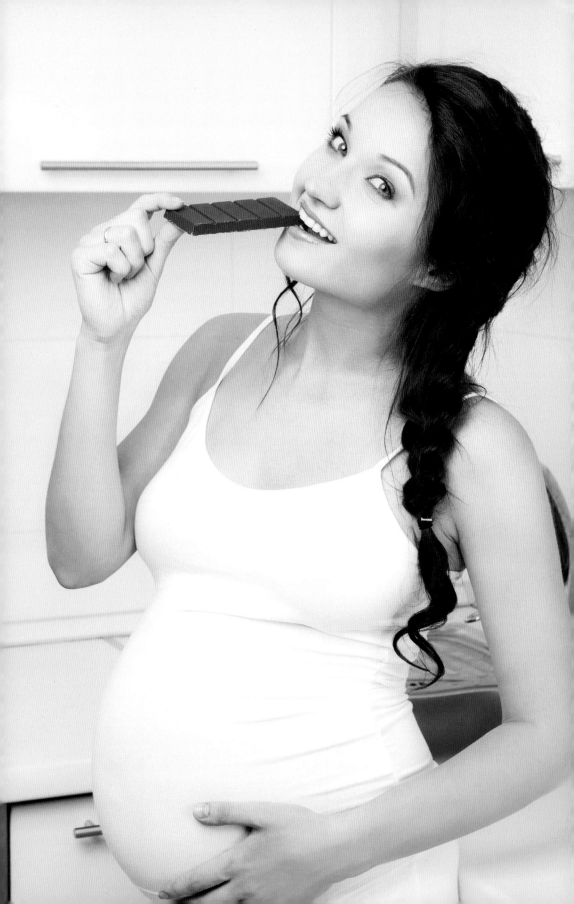

Chapter 9　孕9月（33～36周）：
胜利近在眼前

　　到了孕9月，孕妈妈会感觉日子越发难熬了。

　　睡觉成了很大的问题：翻身翻不了，一个晚上数次起来上厕所，呼吸也不那么顺畅了……

　　总之，这是胎宝宝出来前给孕妈妈出的最后难题，坚持吧，胜利很快就到来了。

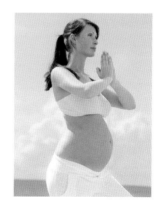

一、第33周：圆润可爱的小宝贝

到本周，胎宝宝已经不再是之前那个皱巴巴的小老头模样了，他的皮肤变得富有光泽起来。孕妈妈要开始为生产做准备了，为了能顺利进行自然分娩，从本周开始，不妨练练有助自然分娩的瑜伽吧。

1. 胎宝宝和孕妈妈的奇妙变化

胎宝宝

现在胎宝宝体重大约 2000 克，身长为 40 多厘米。皮下脂肪较以前大为增加，皱纹减少，身体开始变得圆润。他的呼吸系统、消化系统发育已近成熟。有的已长出了一头胎发。指甲已长到指尖，但一般不会超过指尖。如果是个男孩，他的睾丸很可能已经从腹腔降入了阴囊，如果是个女孩，她的大阴唇已明显隆起，这说明胎宝宝的生殖器官发育也接近成熟。头部已降入骨盆。

孕妈妈

你会感到骨盆和耻骨联合处酸痛，尿意频繁，胎儿在逐渐下降到骨盆。

2. 提前预订一名称心的月嫂

一名月嫂选择得好与不好，直接关系到宝宝和你的身心健康，因此月嫂应当具备的条件十分重要。总的来讲，月嫂必须身体健康，要有爱心、耐心，有产后护理技能和带宝宝的经验，同时还要有一定知识水平和接受新知识的能力。挑选月嫂，应考虑以下几点：

◎来自正规家政公司，接受过专业知识、技能培训的月嫂。要记得验看家政公司的营业资格，以及月嫂的身份证、健康证、从业经验、照片等证件。并索要月嫂的身份证复印件。

可通过打听口碑如何，看是否曾带过月子里的宝宝，是否有育儿经验，看生活习惯是否科学，最重要的是是否讲究个人卫生。

◎签订合同要写清服务的具体内容，收费标准，违约或者事故责任等；付费时索要正式发票。

◎月嫂年龄段不同，却各有优势，选择适合自己的月嫂。40 岁以上年龄段的月嫂，大都具有相当多的工作经验及人生经历，富有耐心。那些接受过专业的训练的，年龄 40 ~ 50 岁的"奶奶型"月嫂对一般家庭较为适合。因为她们具有丰富的育儿经验，不仅对宝宝的常见病能够及时发现，而且对产妇的心理和生理也能够进行有效调节，而且年轻夫妇可以随时向"奶奶型"保姆学习育儿知识，并可培养宝宝与隔代人之间的亲情。

◎在雇用月嫂之前，应该把自己的要求尽量讲清楚，并对月嫂的秉性性格进行初步了解，避免请到不合格的月嫂。

3. 减少性生活频率

步入孕后期，你的腹部明显膨隆，体形和体重发生明显变化，身体笨重，腰背酸痛，性欲也会随之减退。同时，子宫敏感性增加，任何外来刺激即使是轻度冲击都易于引起子宫收缩，引发早产。所以，我们建议应尽可能减少性生活次数，以每月 1 ~ 4 次为好，以免发生意外。性交时间要缩短，动作要柔和。最好采用丈夫从背后抱住你的后侧位，避免造成腹部受压。

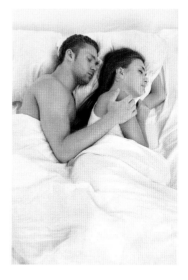

注意：孕 36 周后严禁性生活。此时，胎儿开始下降，性交易使宫口张开，引发细菌感染，造成胎膜早破、早产和宫内感染。我们建议你们采用亲吻和拥抱等方式传达爱意，增加交流增进感情。

4. 慎重选择剖宫产

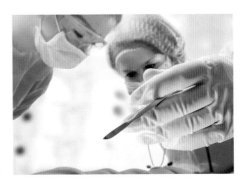

自然分娩是人类顺其自然分娩过程，不需或只需局部麻醉、损伤小、产后恢复较快、住院时间短，是人类生产的主要方式。但自然分娩时间长、变化多，有些产妇不能经阴道分娩，故医生选择剖宫产。剖宫产的条件一般来说分为以下三种：

第一种是胎儿存在紧急情况，为迅速使胎儿脱离危险的状况而实施手术。最常见的情况有脐带脱垂、胎盘早剥、胎儿宫内窘迫等。

第二种是为了通过中止妊娠来改善母体的不良健康状况或挽救孕妈妈的生命。

第三种是解决试产后无法自然分娩的难产，如胎位是横位、高直后位等。

如果孕妈妈不符合剖宫产的医学指征，专家建议孕妈妈要慎重选择剖宫产。剖宫产属于人为创伤，不仅容易术后感染，还容易造成肠损伤、腹腔粘连、子宫内膜异位症、宫旁组织炎等。有资料显示，剖宫产产妇产褥感染率为阴道分娩产妇的 10 ～ 20 倍，孕产死亡率为阴道分娩产妇的 5 倍。另外，剖宫产对孩子的健康也会有潜在的影响。一些剖宫产的孩子由于缺少"旋转和必要的产道挤压"这一过程，缺少平衡感，动作协调能力差，有"感觉统和失调"现象。

5. 脐带血到底要不要留

脐带血是指新生婴儿脐带被结扎后由胎盘脐带流出的血，其中富含造血干细胞，可用来替代骨髓和外周血干细胞进行移植。主要用于血液病的治疗，包括白血病、淋巴癌、贫血等。由于脐带血中所含干细胞的免疫功能尚未发育完全，所以在配型上相对容易，尤其在家人中间概率更高。

如果你想保存宝宝的脐带血，那么以下要点估计是你最关注的：

办理手续： 一般需在分娩前与脐带血库工作人员联系才能进行采集，并签署一份《脐带血干细胞储存合同书》。

怎样采集： 脐带血的采集过程非常简单，只需几分钟，无须麻醉，并且无痛、无不良反应，在大多数妇产医院或产科皆可完成。

保存期限： 资料表明，脐带血造血干细胞可长期保存，至少不会低于一个正常人的寿命。

费用： 采集脐带血大约需 5000 元人民币，今后每年的储存费用为 500 元左右，同时还可免费获得一份由中国人寿保险公司承保的《脐带血干细胞储存医疗保险》，保额 30 万元。

适宜人群： 所有身体健康、产前常规检查正常、无传染性疾病、无家族遗传病史的孕妈妈都可以进行脐带血干细胞的储存。

6. 胎教时刻：通过看、听、体会进行美育胎教

到这个月份，胎儿初步的意识萌动已经建立，所以，对胎儿心智发展的训练可以较抽象、较立体的美育胎教法为主。美育胎教要求孕妈妈通过看、听、体会生活中一切的美，将自己的美的感受通过神经传导输送给胎儿。

看： 主要是指阅读一些优秀的作品和欣赏优美的图画。孕妈妈在阅读这些作品时一定要边看、边思考、边体会，强化自己对美的感受，这样胎儿才能受益。有条件的话，孕妈妈还可以看一些著名的美术作品，比如中国的山水画、西方的油画，在欣赏美术作品时，调动自己的理解力和鉴赏力，把美的体验传导给胎儿。

听： 主要是指听音乐，这时孕妈妈在欣赏音乐时，可选择一些富含主题、意境饱满、主题鲜明的作品，它们能够促使人们美好情怀的涌动，也有利于胎儿的心智成长。

体会： 既指贯穿看、听活动中的一切感受和领悟，也指孕妈妈在大自然中对自然美的体会。孕妈妈在这个阶段也要适度走动，可到环境优美、空气质量较好的地方去欣赏大自然的美，这个欣赏的过程也就是孕妈妈对自然美的体会过程，孕妈妈通过饱览美丽的景色而产生出美好的情怀，这样也是不错的胎教。

进入了 34 周，孕妈妈可以长舒一口气了，因为你不用再为宝宝会不会早产而担心。经跟踪调研，在这个阶段出生的宝宝 99% 都很健康，而大多数都不会出现与早产相关的一些严重问题。

1.胎宝宝和孕妈妈的奇妙变化

胎宝宝

现在体重大约 2300 克。他已经摆好出生的准备姿势，但此时姿势尚未完全固定，还有可能发生变化，需要密切关注。他的头骨现在还很柔软，而且每块头骨之间还留有空隙，这是为了在分娩时使头部能够顺利通过狭窄的产道。

孕妈妈

孕妈妈的子宫容量比怀孕前大了 500 ～ 1000 倍，因此你现在感觉身子硕大、动作缓慢是正常的。腿部的负担非常重，常常出现痉挛和疼痛，有时还会感到腹部抽痛，一阵阵紧缩。随着腹部的膨大，消化功能继续减退，更加容易引起便秘，孕妈妈一定要注意饮食的调整。现在你可能会发现脚、脸、手肿得更明显，脚踝部肿得老高，如果手或脸突然严重肿胀，一定要去看医生。即使这样也不要限制水分的摄入量，因为母体和胎儿都需要大量水分，摄入的水分越多，反而越能帮助你排出体内的水分。

2.进行胎心监测

胎心监测是指用胎心监护仪检测胎儿的心率，同时让孕妈妈记录胎动，观察这段时间内胎心率情况和胎动后胎心率的变化。医生据此来了解胎儿宫内是否缺氧和胎盘的功能。

进行胎心监测时，医生会在孕妈妈腹部涂上超声耦合剂，将胎心监护仪上的带子绑到宫底和胎心最强的位置上，仪器可显示胎儿心率及子宫收缩的频率和强度，记录需 20 ～ 40 分钟。正常情况下，20 分钟内应有 3 次以上的胎动，胎动后胎心率每分钟会增快 15 次以上。如果有宫缩，宫缩后胎心率则不易下降。

胎心监测一般在妊娠 33 ～ 34 周开始进行。在孕 36 周后每周进行一次胎心监护，如果孕妈妈属于高危妊娠，如妊娠合并糖尿病等，应该每周做两次监护。不要空腹做胎心监护，否则会出现假阳性的情况。

3. 警惕胎心传出的危险信号

孕妈妈孕育宝宝的过程，既充满希望和快乐，又潜伏着危险。孕妈妈需要注意胎心传递的危险信号。

胎动减少

胎动是胎儿生命征兆之一，孕妈妈经常掌握胎动情况，可以了解胎儿的安危，及时发现问题。当胎盘功能发生障碍、脐带绕颈、孕妈妈用药不当或遇外界不良刺激时，则可能引起不正常的胎动。若在 1 小时以内胎动少于 3 次，或 12 小时胎动少于 20 次，则说明胎儿有宫内缺氧危险，应去医院检查，及时处理。

子宫增长过缓

孕 28 周后，如产前检查发现孕妈妈的宫高低于该孕周宫高的标准值了，就有胎儿生长受限的可能。最后要由有经验的医师根据宫底高度测量和 B 超检查的结果来综合判断并确诊。如确诊为胎儿宫内生长受限，应遵照医生的建议进行合理的治疗。

阴道出血

孕妈妈在孕晚期如果出现前置胎盘或胎盘早剥的现象，通常会突然出现阴道大量出血。此外，子宫颈长息肉或是癌症的发生，也会出现阴道出血现象，需要及时就医。到达医院后，医生先要检查胎儿的心跳是否仍然存在。如果心跳仍在，只是有所减弱，可能要立即将胎儿产下。

怀孕中晚期，如果出现腹部胀痛、破水，或者阴道见红，子宫强烈收缩并引起下坠感，肚子明显变硬，这些是早产的迹象，需及时去医院检查引导生产。

4. 孕妈妈可适当吃点坚果

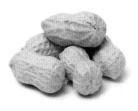

对于胎儿大脑发育来说，需要的第一营养成分就是脂类（不饱和脂肪酸）。据研究，大脑细胞由 60% 的不饱和脂肪酸和 35% 的蛋白质构成。

坚果含有的油脂虽多，却多以不饱和脂肪酸为主。另外，坚果类食物中还含有 15% ～ 20% 的优质蛋白质和十几种重要的氨基酸，这些氨基酸都是构成脑神经细胞的主要成分。坚果还含有对大脑神经细胞有益的维生素 B_1、维生素 B_2、维生素 B_6、维生素 E 及钙、磷、铁、锌等营养素。因此无论是对孕妈妈，还是对胎儿，坚果都是补脑益智的佳品。

核桃：补脑、健脑是核桃的首要功效。另外，核桃含有的磷脂具有增强细胞活力的作用，能够增强机体的抵抗力，还可以促进造血和伤口愈合。此外，核桃仁还具有镇咳平喘的作用。经历冬季的孕妈妈可以把核桃作为首选的零食。

花生：花生的蛋白质含量高达 30% 左右，其营养价值可与鸡蛋、牛奶、瘦肉等媲美，而且易被人体吸收。花生皮还有补血的功效。

瓜子：多吃南瓜子可以防治肾结石病；西瓜子具有利肺、润肠、止血、健胃等功效；葵花子所含的不饱和脂肪酸能起到降低胆固醇的作用。

松子：松子含有丰富的维生素 A、维生素 E，以及人体必需的脂肪酸、油酸、亚油酸和亚麻酸。它具有防癌抗癌、益寿养颜、祛病强身的功效。

榛子：榛子含有不饱和脂肪酸，并富含磷、铁、钾等矿物质，以及维生素 A、维生素 B_1、维生素 B_2、烟酸，经常吃可以明目健脑。

需要提醒的是，坚果对孕妈妈身体保养和胎儿发育虽然有诸多好处，但凡事要有度，过犹不及。由于坚果类食物油性大，孕妈妈消化功能在孕期会减弱，如果食用过多的坚果，就会引起消化不良。

5. 吃一些清火食物

孕妈妈可适当吃一些清火食物，以预防宝宝出生后因为胎火盛而长湿疹。上火的孕妈妈可以多吃一些苦味食物，最佳的苦味食物首推苦瓜，不管是凉拌、炒还是煲汤，都能达到"去火"的目的。

除了苦味食物，孕妈妈还可多吃甘甜爽口的新鲜水果和鲜嫩蔬菜。专家指出，紫甘蓝、菜花、西瓜、苹果、葡萄等富含矿物质，尤其以钙、镁、硅的含量高，有安神、降火的神奇功效。上火的孕妈妈可适量吃这类食物。

6. 准备好母婴用品

再过不了多久，胎宝宝就是足月儿了，随时可能会出生，因此，孕妈妈不妨在本周准备好婴儿出生后的用品吧。

给妈妈准备好相应的物品

产后妈妈因身体的特殊性，除了可以继续穿孕期的宽松衣服外，还需要准备产后妈妈专用的内裤、哺乳文胸、乳垫、喂奶衫和专用卫生巾。

哺乳及清洗用品

奶瓶（玻璃、塑料材料）4～6个；奶嘴（配合发育，应首先使用 S 型或 0～6个月适用的）5个；奶瓶消毒锅／消毒钳 1个；奶瓶保温桶／温奶器（保温 4 小时以上，适用外出时哺乳）1个；奶瓶奶嘴专用刷 1个；奶粉盒（存储奶粉，外出携带方便）1个。

为新生儿准备好衣物

纯棉至上： 应选用柔软、吸水、透气性好、颜色浅淡、不脱色的全棉布衣服。

无领最好： 不仅容易穿脱，并可随着新生儿逐渐长大而随意放松。

素色为佳： 一旦宝宝出现不适和异常，弄脏了衣物，爸爸妈妈可以及时发现。

宜买大忌买小： 即使新衣服对你的宝宝来说稍微大一些，也不会影响他的生长发育，但千万不要太紧身。

新生儿衣物清单如表 9-1 所示。

表9-1　新生儿衣物清单

品名	说明	重要性
新生儿纱布（棉布）内衣	视季节选择厚薄搭配	必备
包巾/包被	视季节搭配长、厚	必备
兔装/蝴蝶装	穿脱方便，分长袖、短袖	必备
棉纱尿布/尿纸裤	透气、吸水性佳的尿布	必备
帽子	防晒、保暖	必备
袜子	吸汗、保暖	必备
围嘴	防溢奶、流口水	必备
内衣	活动肩、侧开、前开、全关襟	视各家需求而定
肚围	睡觉时保护肚脐免于着凉	视各家需求而定
婴儿专用洗衣液	洗净宝宝衣物	视各家需求而定
小衣架	晾晒宝宝衣物	视各家需求而定

为新生儿准备好清洁用品

由于新生儿的分泌物较多，所以每天都必须洗澡。为了避免婴儿受到感染，婴儿最好有自己专用的盥洗用具，可以按照表9-2为新生儿准备相应的清洁用品。

表9-2　新生儿清洁用品清单

品名	说明	重要性
湿纸巾	用于清洁宝宝的小屁屁	视各家需求而定
医用脱脂棉	可代替湿纸巾，蘸清水清洁小屁屁，效果也很好，湿纸巾中毕竟有化学物质	必备
婴儿棉签	用于清洁鼻屎、耳垢等，宝宝的小鼻孔和小耳朵用不了大人的棉签	必备
纱布	用途很多，如拍嗝时垫在大人肩膀，喂奶时围在宝宝胸前，给宝宝洗脸等	必备
小方巾	一个用来洗脸，一个用来洗屁屁	必备
小浴盆	为宝宝洗澡用	必备
浴架	与浴盆搭配使用，比较安全	视各家需求而定
浴巾	宝宝洗完澡用来擦身体	必备
宝宝洗发水	为宝宝洗澡用	视各家需求而定
沐浴液、婴儿抚触油	洗澡后为宝宝做抚触并润肤时用	必备
润肤霜、婴儿专用洗衣液	刺激比较小，适合小宝宝用	视各家需求而定

三、第35周：已经发育成一个新生儿了

到本周，胎儿完全发育成形，身体比例与新生儿近似了。尽管如此，他还在继续发育，体重保持继续增加，距离预产期还有5周，也就是1个多月。临近分娩，或许你现在有些紧张，记得要和家人多沟通，放松心情。

1. 胎宝宝和孕妈妈的奇妙变化

胎宝宝

现在的胎宝宝越长越胖，变得圆滚滚的。皮下脂肪将在他出生后起到调节体温的作用。35周时，胎宝宝的听力已充分发育。如果在此时出生，他存活的可能性为99%。

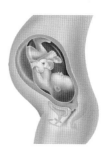

孕妈妈

从肚脐量起，子宫底部高度约15厘米，从耻骨联合处量起约35厘米。到本周，孕妈妈的体重增加了11～13千克。现在，你的子宫壁和腹壁已经变得很薄，当宝宝在腹中活动的时候，你甚至可以看到宝宝的手脚和肘部。因胎儿增大并逐渐下降，很多孕妈妈会觉得腹坠腰酸，骨盆后部肌肉和韧带变得麻木，有一种牵拉式的疼痛，使行动变得更为艰难。平时做起来很简单的事情，现在你会感觉很累。大约在分娩前一个月，宫缩就已经开始了。有些人刚开始时还没感觉，只有用手去摸肚子时，才会感受到宫缩。到了孕晚期，这种无效宫缩会经常出现，且频率越来越高。

2. 补充维生素K，预防产后大出血

大部分孕妈妈都希望可以母乳喂养，其实母乳中维生素K含量极少，并且新生儿又极易缺乏。所以，现在就应该为宝宝储备一些维生素K了。其实，维生素K无论是对胎儿还是对孕妈妈，都是非常重要的。

143

维生素 K 的作用

维生素 K 是一种脂溶性维生素，能合成血液凝固所必需的凝血酶原，加快血液的凝固速度，减少出血；降低新生儿出血性疾病的发病率；预防痔疮及内出血；治疗月经量过多。

维生素 K 缺乏的危害

孕妈妈在孕期如果缺乏维生素 K，流产率将增加。即使胎儿存活，由于其体内凝血酶低下，易发生消化道、颅内出血等，并会出现小儿慢性肠炎、新生儿黑粪症等症；一些与骨质形成有关的蛋白质会受到维生素 K 的调节，如果缺乏维生素 K 可能会导致孕期骨质疏松症或骨软化症的发生；维生素 K 缺乏还可引起胎儿先天性失明、智力发育迟缓及死胎。

如何补充维生素 K

人体对维生素 K 的需要量较少，孕妈妈和乳母的每日推荐摄入量为 120 微克。

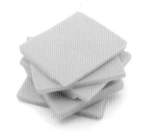

富含维生素 K 的食物有绿色蔬菜，如菠菜、菜花、莴苣、萝卜等；烹调油，主要是豆油和菜籽油。另外，奶油、奶酪、蛋黄、动物肝脏中的含量也较为丰富。

3. 应对孕期小便失禁

孕妈妈小夏最近可尴尬了，尿道口像是年久失修的堤坝一样，动不动就决堤，有时候打个喷嚏、大笑几声，都会导致小便出来。没办法，小夏只好用上了孕妈妈专用的尿不湿。

症状及原因

有的孕妈妈在咳嗽、打喷嚏、大笑、走路急或跑步的时候，不能控制小便而出现尿失禁现象，这可能只是一时尿道括约肌功能失调，但如果此症状时间持续较久，就属于病态。

生活调理

◎出现尿失禁不必害怕，不要经常下蹲，尽量避免重体力劳动，不要提重的物品，以免增加腹压。

◎积极治疗咳嗽，保持大便通畅。

◎每天进行盆底肌肉功能锻炼，有节奏地收缩肛门和阴道，每次5分钟，每天2～3次，一个月后会有明显改善效果。

饮食调理

孕期小便失禁的饮食对策是多吃蔬菜水果，尤其是富含纤维素的蔬菜、水果。此外，还要多吃营养丰富、容易消化的食物，如牛奶、鸡蛋等。

4. 应对妊娠水肿

孕9月对于孕妈妈阿秀来说是特别艰难的一个月。早在孕7月，阿秀就发现自己的脚部有些水肿。没想到到了9月，不但手肿、脚肿、腿肿，连脸都肿了起来，整个人就像一个被吹得鼓鼓囊囊的气球，既难看又难受。

症状及原因

随着胎宝宝的逐渐增大，羊水增多，孕妈妈腿部静脉受压，血液回流受阻，会造成妊娠水肿。

妊娠水肿最早出现于足背，以后逐渐向上蔓延到小腿、大腿、外阴以至下腹部，严重时会波及双臂和脸部，并伴有尿量减少、体重明显增加、容易疲劳等症状。

生活调理

侧卧能最大限度地减少早晨的水肿。

避免久坐久站，每0.5～1个小时就起来走动走动，尽可能经常把双脚抬高、放平。选择鞋底防滑、鞋跟厚、轻便透气的鞋。尽量穿纯棉舒适的衣物。

孕期出现一定程度的水肿是正常现象。如在妊娠晚期只是脚部、手部轻度水肿，无其他不适者，可不必做特殊治疗。孕妈妈到了晚上通常水肿会稍重一些，经过一夜睡眠便会有所减轻。如果早上醒来后水肿还很明显，整天都不见消退，或是发现脸部和眼睛周围都肿了，手部也肿得很厉害，或者脚和踝部突然严重肿胀，一条腿明显比另一条腿水肿得厉害，最好及早去看医生，因为这可能是轻度妊娠高血压综合征的症状。

饮食调理

一定要吃足够量的蛋白质。水肿的孕妈妈，尤其是由于营养不良引起水肿的孕妈妈，一定要保证每天食入肉、鱼、虾、蛋、奶等动物类食物和豆类食物，以摄取其中的优质蛋白质。

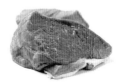

一定要吃足够量的蔬菜和水果。蔬菜和水果中含有人体必需的多种维生素和微量元素，它们可以提高机体的抵抗力，加强新陈代谢，具有解毒利尿等作用。

少吃或不吃难消化和易胀气的食物。油炸的糕点、白薯、洋葱、马铃薯等要少吃或不吃，以免引起腹胀，使血液回流不畅，加重水肿。

发生水肿时要吃清淡的食物。不要吃过咸的食物，尤其是咸菜，以防止水肿加重。

5. 警惕胎膜早破

正常的破水时间应该在怀孕足月、孕妈妈临产后。在没有临产前就发生破水的情况叫胎膜早破，习惯称早破水。

导致胎膜早破的原因

感染： 由细菌、病毒、支原体、衣原体、淋菌等病原体造成的感染可使胎膜肿胀、变脆、易破裂，炎症易刺激产道分泌前列腺素类物质。前列腺素类物质是子宫收缩剂，胎膜变脆和子宫收缩可导致胎膜早破的发生。

子宫内压力的异常： 双胎、羊水过多、胎位不正、剧烈咳嗽、提重物、便秘、骑自行车等都是胎膜早破的高发因素。

缺乏某种营养物质： 如果孕妈妈缺铜、维生素 C、锌等营养物质，就易发生胎膜早破。

胎膜早破的危害

孕妈妈的危害： 早破水易造成感染。羊膜破裂后，阴道内的细菌进入子宫腔，细菌繁殖会造成感染，严重感染可导致孕妈妈发生感染性休克和生命危险。破水时间越长，发生感染的机会就越多。早破水常意味着有可能存在骨盆狭窄、胎位不正的问题。胎膜早破后羊水流失，无法起到缓解子宫收缩时对胎儿的压力、保持子宫收缩协调的作用，容易导致子宫收缩乏力和不协调宫缩，使难产的机会增加。

对胎儿的危害： 发生早破水后 50% 的孕妈妈就会临产。如果早破水发生在怀孕 37 周前，就会造成早产。感染和破水后，子宫的不协调收缩对胎儿产生的压迫易造成胎儿窘迫。宫内感染势必会造成胎儿宫内感染和新生儿感染。破水后没有胎膜的保护，脐带容易滑出，导致脐带脱垂。脐带脱垂、脐带受压就会导致胎儿窘迫和胎死宫内。胎膜早破还会造成胎儿脑出血以及呼吸系统疾病等，使胎儿的发病率和死亡率增加。

胎膜早破的预防措施

孕期要进行生殖道检查和化验，患有淋病、衣原体感染、支原体感染或各种阴道炎的孕妈妈，要采取有效的治疗措施，在分娩前把病治好。

加强产前检查，及时纠正羊水过多、胎位不正、便秘、剧烈咳嗽等异常症状，孕期避免提重物，减少性生活的次数，避免腹部创伤和受压。

孕妈妈应多吃新鲜的蔬菜和水果，适量补充多种维生素和矿物质。

胎膜早破的治疗原则

胎膜早破总的处理原则就是预防感染和胎儿早产，为母婴争取较好的妊娠结局。

◎如果早破水发生在孕 28 周前，胎儿太小，破水时间一长，容易导致胎儿肺发育不全等，一般也需引产，不提倡保胎治疗。

◎若早破水发生在孕 28 ~ 32 周，可采取期待疗法，努力延长怀孕时间，争取胎儿存活。

◎孕 34 周以前的胎儿肺发育不成熟，生后容易发生呼吸窘迫综合征，呼吸窘迫综合征是一种致命的疾病，因此，对不足 34 周的胎儿，引产前要给予促胎儿肺成熟的治疗。

◎如果早破水发生在孕 36 周后，此时胎儿已成熟，破水 12 ~ 24 小时还不临产，就要采取引产措施，尽早结束妊娠，以免造成母婴宫内感染。

◎ B 超观察羊水量，观察孕妈妈有无感染的体征，如羊水有臭味、发热、脉搏加快、胎心加快等。加强对感染指标的监测，如做阴道培养看有无致病菌，检查血常规，看白细胞是否增高，观察胎心是否异常等。

◎如果羊水太少，单个羊水池的深度小于 2 厘米，而且出现感染，就要及时引产，以免发生严重后果。

◎破水超过 24 小时，羊水中细菌的检出率可达 54%，因此，如果破水超过 12 ~ 24 小时，应用抗生素预防感染。

◎应用保胎药物预防早产。

◎卧床休息，保持外阴清洁，使用消毒卫生垫，大小便后冲洗外阴部，以预防感染。

6. 胎教时刻：孕妈妈晒太阳有益胎宝宝脑健康

近年来，一些医学专家研究证据表明，孕妈妈因缺少阳光照射而造成维生素 D 缺乏，会影响胎儿的大脑发育，胎儿出生前与婴儿出生后同样需要充足的阳光照射，以获得维生素 D。因此，孕妈妈可以通过晒太阳来对胎宝宝进行光照胎教。

在晒太阳前，可以轻拍一下肚皮，告诉他："宝宝，我们去晒太阳喽。在晒太阳的过程中，孕妈妈可以一边走，一边轻轻抚摸胎宝宝，这样可以激发胎宝宝运动的积极性，你可能会明显感到胎宝宝发回的信号，缓慢而有节奏，轻轻地蠕动起来。

孕妈妈晒太阳，冬天每日一般不应少于 1 小时，夏天需要半个小时左右，以获得足够的维生素 D。特别是长期在室内或地下工作的孕妈妈，晒太阳尤为重要。

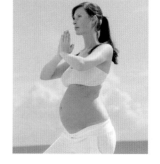

　　随着胎儿逐渐长大，活动空间越来越小，胎动也会变缓。即使这样，你每天仍能感到10次以上的胎动。妈妈要时刻关注，如果胎动频率和强度减少过于明显，一定要想到胎儿异常的可能，及时去看医生。

1.胎宝宝和孕妈妈的奇妙变化

胎宝宝

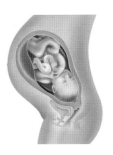

　　36周的胎宝宝大约已有2900克重，身长约为45厘米。这周他的指甲又长长了，两个肾脏已发育完全，肝脏已经能够处理一些废物。胎宝宝的表情丰富起来了，他会打哈欠、揉鼻子，甚至挤眉弄眼。

孕妈妈

　　如果宝宝已经下沉到骨盆，肋骨和内脏器官可能会有轻松愉快的感觉。你可能会发现自己胃灼热的情况会有所好转，呼吸也会变得更容易了。但是你可能比以前更频繁地去卫生间，压力的变化会让你感到腹股沟和腿部非常痛。这时你的肚子已相当沉重，肚子大得连肚脐都膨突出来，起居坐卧颇为费力。有些孕妈妈感觉下腹部坠胀，甚至会时时有宝宝要出来的感觉。

2.查查胎盘功能

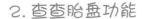

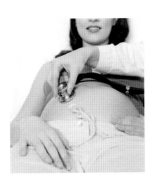

　　自孕36周开始，应定期到医院做有关胎盘功能的检查，关注胎盘的健康状况。医生会根据你的综合情况来判定是否存在胎盘功能不全，或做进一步干预措施。下面列出了胎盘功能的检查方法。

　　胎动计数：因为胎动和胎盘供血状态有密切联系，如果胎盘功能减退，胎儿可因慢性缺氧而减少活动。如果胎儿在 12 小时内的活动次数少于 10 次，或逐日下降超过 50% 而不能恢复，或突然下降超过 50%，就提示胎儿缺氧。孕妈妈应高度重视，及时采取左侧卧位，增加胎盘血流，并到医院进一步检查和治疗。

化验检查： 胎盘分泌绒毛膜促性腺激素、孕激素、胎盘生乳激素等，借助对胎盘分泌的这些激素的检查，可以看出其胎盘功能是否正常。

胎心率监测： 目前大都使用"非加压试驻"（NST)，如果胎动时呈现胎心率加速变化即属正常反应，意味着胎盘功能还不错，一周内将不会发生因胎盘功能减退所致的胎儿死亡。

B 超检查： B 超检查包括胎儿双顶径大小、胎盘功能分级、羊水量等。孕妈妈要注意胎儿六大危险信号：阴道出血、不明原因的腹痛、胎动减少、子宫增长过缓、临产提前、预产期超过两周仍不分娩。

3. 为自然分娩加分的 6 种方法

不少孕妈妈心里渴望自然分娩，但又担心分娩过程中遇到困难甚至遭遇难产。其实，如果你做到以下 6 项，基本上自然分娩就不是什么难题。

选择合适年龄分娩

大多数医学专家认为，女性生育的最佳年龄是 25 ~ 29 岁，处于这一年龄段的女性自然分娩可能性较大。随着年龄的增长，妊娠与分娩的危险系数升高。首先，年龄过大，产道和会阴、骨盆的关节变硬，不易扩张，子宫的收缩力和阴道的伸张力也较差，以至于分娩时间延长，容易发生难产。其次，孕妈妈年龄越大，发生高血压、糖尿病、心脏病并发症的机会越多，需要剖宫产干预的可能性越多。

孕期合理增加营养，控制体重

宝宝的体重超过 4000 克（医学上称为巨大儿），母体的难产率会大大增加。巨大儿的产生与孕妈妈营养补充过多、脂肪摄入过多、身体锻炼偏少有关。孕妈妈患有糖尿病，也会导致胎儿长得大而肥胖。理想的怀孕体重在孕早期怀孕 3 个月以内增加 2 千克，中期怀孕 3 ~ 6 个月和末期怀孕 7 ~ 9 个月各增加 5 千克，前后共 12 千克左右为宜。如果整个孕期增加 20 千克以上，就有可能使宝宝长得过大。

孕期体操

孕期体操不但有利于控制孕期体重，还利于顺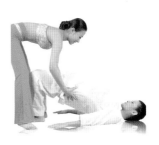利分娩。原因：①体操锻炼可以增加腹肌、腰背肌和骨盆底肌肉的张力和弹性，使关节、韧带松弛柔软，有助于分娩时肌肉放松，减少产道的阻力，使胎儿能较快地通过产道。②孕期体操可缓解孕妈妈的疲劳和压力，增强自然分娩的信心。

当然，孕妈妈在练体操时要注意运动时间、运动量、热身准备，防止过度疲劳和避免宫缩。另外，有习惯性流产史、早产史、此次妊娠合并前置胎盘或严重内科合并症不宜进行孕期体操。

定时做产前检查

孕妈妈定期做产前检查的规定，是按照胎儿发育和母体生理变化特点制定的，其目的是查看胎儿的发育状况和孕妈妈健康情况，以便在早期发现问题，及早纠正和治疗。使孕妈妈和胎儿能顺利地度过妊娠期并自然顺利分娩。

矫正胎位

通常，在孕 7 个月前发现的胎位不正，只要加强观察即可。因为在妊娠 30 周前，胎儿相对子宫来说还小，而且母亲宫内羊水较多，胎儿有活动的余地，会自行纠正胎位。若在妊娠 30～34 周还是胎位不正时，则应根据医生的建议，不可盲目自行矫正胎位。如果需要矫正，可以采用胸膝卧位法矫正胎位。

做好分娩前的准备

预产期前 2 周，孕妈妈需要保持正常的生活和睡眠，吃些营养丰富、容易消化的食物，如牛奶、鸡蛋等，为分娩准备充足的体力。临产前，孕妈妈要保持心情的稳定，一旦宫缩开始，应坚定信心，相信自己能在医生和助产士的帮助下安全、顺利地分娩。

4. 克服临产期焦虑综合征

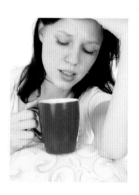

到了孕后期，经历了漫长孕程的你开始盼望宝宝早日降生。是的，宝宝就快要出生了，你们很快就可以见面了，你应该高兴才是。然而，实际情况可能恰恰相反，越是临近分娩，你越容易被各种各样的问题困扰，并因此而变得焦虑。

孕妈妈的焦虑点

焦虑一： 预产期快到了，宝宝怎么还不出生？到了预产期并非就分娩，提前两周、过后两周都是正常的情况。你既不要着急，也不用担心，因为这样无济于事，只能是伤了自己的身体，影响了胎儿的发育。

焦虑二： 分娩的时候会不会顺利？现在，正规的大医院妇产科都有着丰富的接生经验和良好的技术设备，并且有许多专业的医生、护士随时监控你的分娩进程。你要对自己有信心，要勇敢面对！

焦虑三： 胎儿会不会健康？看看你的妇产科大夫怎么说吧！整个孕期你都坚持产检，并且大夫也一再让你放宽心了，你还焦虑什么呢？要知道，不必要的焦虑可对宝宝健康不利哦。

应对临产前焦虑的生活调理

以上的临产期焦虑综合征其实都是因为你对自己和胎儿健康状况的不自信。我们建议你通过一些方法来转移注意力，如听听音乐、下下棋、侍弄一些花草，或是给胎儿准备必备的物品等，都可以很好地转移你的注意力。实在不放心的话，就去医院咨询医生。

5. 家人多关怀和爱护孕妈妈

分娩临近，孕妈妈及家属应及早做好分娩的思想准备，愉快地迎接宝宝的诞生。丈夫应该给孕妈妈充分的关怀和爱护，周围的亲戚、朋友以及医务人员也必须给予产妇支持和帮助。实践证明，思想准备越充分的产妇，难产的发生率就越低。

睡眠休息：分娩前两周，孕妈妈每天都会感到几次不规则的子宫收缩，卧床休息后，宫缩就会很快消失。另外，分娩时体力消耗较大，因此分娩前必须保证充足的睡眠时间，午睡对分娩也比较有利。

保证营养：吃些营养丰富、易消化的食物，如牛奶、鸡蛋等，为分娩准备充足的体力。

生活安排：接近预产期的孕妈妈应尽量不外出和旅行。但也不要整天卧床休息，做一些力所能及的轻微运动还是有好处的。

性生活：临产前应绝对禁止性生活，免得引起胎膜早破和产时感染。

洗澡：孕妈妈必须注意身体的清洁，由于产后不能马上洗澡，因此，临产前要保证会阴清洁，每天应洗一次澡，至少要清洗一次会阴，以保持身体的清洁。若到公共浴室洗澡，必须有人陪伴，以防止湿热的蒸汽引起孕妈妈的昏厥。

家属照顾：妻子临产期间，丈夫尽量不要外出，夜间要在妻子身边陪护。

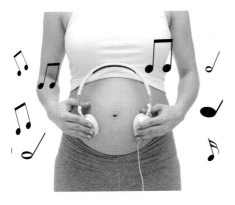

6.胎教时刻：孕期音乐

在本书前面的音乐胎教介绍中，建议孕妈妈听的音乐应该以轻柔的为主，因为在前期，胎儿的神经发育尚未完善。而到了孕晚期，随着胎儿神经发育的日趋完善，音乐应该更加多元化一些。不同的旋律、不同的节奏会带给胎儿不一样的感受和影响。烦躁时听一听《自新大陆》；慵懒时听一听《杜鹃圆舞曲》；悲伤时听一听《维也纳森林的故事》；脾气不好时听一听《田园》……让小宝宝在音乐的海洋中汲取营养，培养小宝宝的艺术潜质。

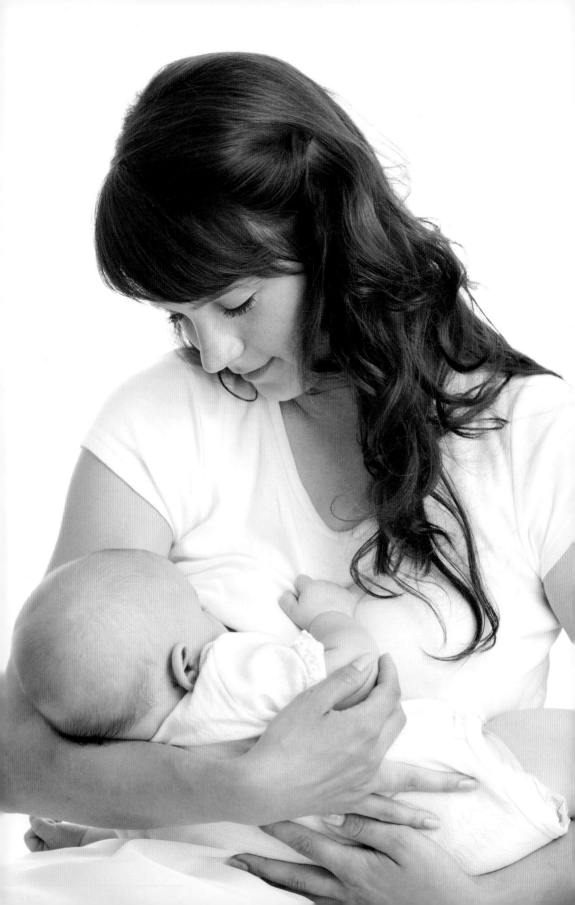

Chapter 10　孕10月（37 ~ 40周）：
迎接胜利的到来

　　孕10月，胎宝宝已经是足月儿了，随时都有可能出生。

　　所以，孕妈妈要做好面对分娩的准备，是打算自然分娩还是剖宫产？

　　入院的用品准备好了吗？

　　…… ……

　　胜利就在眼前了，眼看着妊娠期随时可能因为新生儿的到来而宣告结束，孕妈妈在兴奋之余，是否对孕期有些留恋呢？

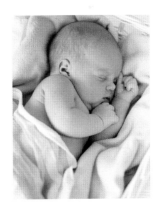

一、孕37周：随时可能相见

现在是做分娩前准备的时候了，宝宝出生后所有的用品最好在本周准备齐全，随着胎儿的增大，你的活动越来越不方便了，不能长时间行走，所以，你和丈夫应该准备好你住院分娩及分娩后所需要的东西。

1.胎宝宝和孕妈妈的奇妙变化

胎宝宝

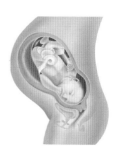

现在是怀孕的最后阶段，胎宝宝正以每天 20 ～ 30 克的速度继续增长体重，他现在的重量约为 3000 克，身长逐渐接近 50 厘米。到这周末胎宝宝就可以称为足月儿了（37 ～ 42 周的新生儿都称为足月儿）。

孕妈妈

离预产期的日子越来越近啦，你是不是总会接到亲戚朋友的电话，问你"生了没有"？等待分娩的日子会使你感到很焦虑，你也会开始一天天地数日子。其实，只有 5% 的孕妈妈在预产期分娩。多数孕妈妈都在预产期前后两周出生，都是正常的。本周宫缩比上周更加频繁，你可能怀疑自己是不是快生了，其实，这只是正常的宫缩并不是临产宫缩。只有当正常宫缩时断时续一整天或一整晚后才称为临产宫缩。子宫分泌物增多，有些孕妈妈的子宫口会提前微微张开。

2.临产有哪些征兆

当孕妈妈出现以下症状时，说明产期临近，分娩可能随时发生——宫底下降：胎头入盆，子宫开始下降，减轻了对横膈膜的压迫，孕妈妈会感到呼吸困难有所缓解，胃的压迫感消失。

腰背部疼痛：随着宝宝越来越重、下降得越来越低，子宫和骨盆的韧带组织受到的拉扯更大了，会造成你的腰背部出现酸痛现象。

大、小便次数增加：胎头下降会压迫膀胱和直肠，使得小便之后仍感有尿意，大便之后也不觉舒畅痛快。

分泌物增多： 自子宫颈口及阴道排出的分泌物增多。

胎动减少： 若持续 12 小时感觉不到胎动，应马上就医，排除导致胎儿缺氧的因素。

体重增加停止： 有时还有体重减轻的现象，这标志着胎儿已发育成熟。

不规律宫缩： 从孕 20 周开始，时常会出现不规律宫缩。从不舒服渐渐变得很痛，就像是痛经一样。虽然这些分娩前的宫缩强度比不上真正分娩时的宫缩，不过还是强到可以让子宫颈开始变薄，或是消失，你的子宫颈会从厚壁的圆锥状变成薄壁的杯形。这些收缩到了分娩前夕会变得更强，而且会持续加强，这样断断续续从分娩前 1 ~ 2 周开始，一直持续到分娩。但是如果你改变姿势或开始走动，这些宫缩可能就会减弱。

3. 临产饮食怎么准备

临产前，孕妈妈一般心情比较紧张，不想吃东西或吃得不多，所以，在饮食上要注意以下几点：

◎选择营养价值高和热量高的食物，这类食品很多，常见的有鸡蛋、牛奶、瘦肉、鱼虾和大豆制品等。很多营养学家和医生都推崇巧克力，认为它可以充当"助产大力士"。孕妈妈只要在临产前吃一两块巧克力，就能供给机体充足的热量。

◎进食应少而精，防止胃肠道充盈过度或胀气，以便顺利分娩。

◎分娩过程中消耗水分较多，因此临产前应吃含水分较多的半流质软食，如面条、大米粥等。

◎有些民间的习惯是在临产前让孕妈妈吃白糖（或红糖）蒸鸡蛋或吃碗肉丝面、鸡蛋羹等，这些都是临产前较为适宜的饮食。但是一定要注意，临产前不宜吃过于油腻的油煎、油炸食品。

4. 如何补充镁元素

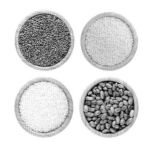

妊娠过程中，孕妈妈体内雄性激素分泌量会增加，镁的需要量也会随之增加。镁元素不但可以维持母体营养的平衡，也可以预防妊娠中毒症。妊娠中毒症是孕晚期的常见并发症，其病因主要是由于心脏等血液循环系统出现了问题。倘若孕妈妈能适量补充镁元素，则能有效预防发生妊娠中毒症。

镁在肉类、奶类、大豆、坚果中含量丰富，另外，在菠菜、豆芽、香蕉、草莓等蔬菜水果中的含量也很高。

5. 孕妈妈补充锌元素，有助顺利分娩

快要临产了，孕妈妈们心里既欢喜又害怕。在饮食上，准备自然分娩的孕妈妈可多吃富含锌的食物。

* 准备自然分娩的孕妈妈可吃富含锌的食物，如花生、粟米等。

锌元素的作用

锌是酶的活化剂，参与人体内 80 多种酶的活动和代谢。它与核酸、蛋白质的合成，糖类、维生素的代谢，胰腺、性腺、脑垂体的活动等关系密切，发挥着非常重要的生理作用。

在孕期，锌可预防胎宝宝畸形、脑积水等疾病，维持小生命的健康发育，帮助孕妈妈顺利分娩。

缺乏锌的危害

缺锌会影响胎儿在子宫内的生长，使胎儿的大脑、心脏、胰腺、甲状腺等重要器官发育不良。有的胎儿中枢神经系统先天畸形、宫内生长迟缓、出生后脑功能不全，都与孕妈妈缺锌有关。

孕妈妈缺锌会降低自身免疫力，容易生病，还会造成自身味觉、嗅觉异常，

食欲减退、消化和吸收功能不良，这势必会影响胎儿发育。

据专家研究，锌对分娩的影响主要是可增强子宫有关酶的活性，促进子宫肌收缩，帮助胎儿娩出子宫腔。缺锌时，子宫肌收缩力弱，无法自行娩出胎儿，因而需要借助产钳、吸引等外力才能娩出胎儿，严重缺锌者则需剖宫产。因此，孕妈妈缺锌会增加分娩的痛苦。此外，子宫肌收缩力弱，还有导致产后出血过多及并发其他妇科疾病的可能。

这样补充锌元素

孕妈妈每日摄入锌的推荐量为 16.5 毫克左右。如缺锌，可按照医生给开的补剂来补充。

肉类中的猪肝、猪肾、瘦肉等；海产品中的鱼、紫菜、牡蛎等；豆类食品中的黄豆、绿豆、蚕豆等；硬壳果类中的花生、核桃、栗子等，都是锌的食物来源。特别是牡蛎，含锌最高，每百克牡蛎含锌 100 毫克，居诸品之冠，堪称"锌元素宝库"。

6. 胎教时刻：剪纸、绘画或手工编织

剪纸：剪纸也属于胎教的内容。可先勾画轮廓，然后用剪刀剪，剪个胖娃娃、"双喜临门""喜鹊登梅""小儿放牛"或孩子的属相，如猪、狗、猴、兔等。通过剪纸进行美术胎教，向胎儿传递美的信息。

绘画：绘画不仅能提高人的审美能力，产生美好的感受，还能通过笔触和线条释放内心情感，调节心绪平衡。即使不会绘画，在涂涂画画之中也会自得其乐。

手工编织：孕期勤于编织的孕妈妈所生的孩子都会心灵手巧。编织动作精细灵敏，可促进大脑皮质相应部位的活动，提高思维能力，促进胎儿大脑发育和手指的精细动作。

孕妈妈编织胎教包括以下内容：亲自设计宝宝毛衣的图案，给宝宝编织毛衣、毛裤、毛袜、线衣、线裤、线袜等；编织其他手工艺品，如枕巾、壁挂、贴花等；用钩针钩织各种婴儿用品，如小披肩、小外套等。

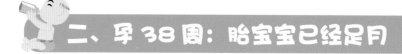
到本周，胎儿已经完全发育好了，具备了在母体外独立生存的能力，胎儿随时都会健康出生。

1.胎宝宝和孕妈妈的奇妙变化

胎宝宝

现在胎宝宝可能已有 3200 克重了，身长也有 50 厘米左右了。胎头在你的骨盆腔内摇摆，周围有骨盆的骨架保护，很安全。他身上原来覆盖着的一层细细的绒毛和大部分白色的胎脂逐渐脱落，这些物质及其他分泌物也被胎宝宝随着羊水一起吞进肚子里，储存在他的肠道中，变成墨绿色的胎便，在他出生后的一两天内排出体外。

孕妈妈

进入 38 周，孕妈妈仍然会增加约 0.45 千克体重。你的心情可能很矛盾。既希望能早点见到宝宝，可一想起分娩需要熬上几个甚至十几个小时的疼痛，就会很恐惧。在表示分娩的真正的子宫收缩之前，孕妈妈会经历假阵痛收缩。假阵痛收缩不同于子宫收缩，是没有规律地出现，只要稍加运动，阵痛就会消失。在孕期的最后几周，你的脚还是会非常肿胀，这都是正常的，会在分娩后消失。

2.怎样消除临产恐惧

随着预产期一天天临近，很多孕妈妈一天比一天紧张，怕生产时太痛，又担心到时候生不出来。产生临产恐惧是正常的，但孕妈妈要学会从容应对，及时解除这种恐惧感。

临产是指成熟或接近成熟的胎儿及其附属物（胎盘、羊水）由母体产道娩出的过程，又称为分娩，民间称为临盆。有的孕妈妈尤其是初产孕妈妈对临产非常恐惧，害怕痛苦和出现意外，其实这是没必要的。

临产时过分紧张会造成分娩困难。怀孕、分娩属于自然生理现象，所以产妇不必惊慌、恐惧，顺其自然，又有接生医生的帮助，自然会顺利分娩。相反，如果临产时精神紧张，忧心忡忡，就会影响产力，从而导致产程延长，造成分娩困难，带来不必要的麻烦和痛苦。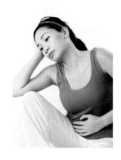

临产前孕妈妈一般心情比较紧张，不想吃东西或吃得不多，所以首先要求食物的营养价值高，可选择鸡蛋、牛奶、瘦肉、鱼虾和大豆制品等食物。同时，要求进食少而精，以防止胃肠道充盈过度或胀气而妨碍分娩。再者，分娩过程中消耗水分较多，因此，临产前应吃含水分较多的半流质软食，如面条、大米粥等食物。

3. 坐骨神经痛怎么办

孕程中后期，孕妈妈的身体会释放一种耻骨松弛激素，来使骨盆及相关的关节和韧带放松，从而为分娩做好准备，但会导致腰部的稳定性减弱。同时，胎宝宝在子宫内逐渐发育长大，使腰椎负担加重，在此基础上，如果孕妈妈再有腰肌劳损和扭伤，就很容易发生腰椎间盘突出，从而压迫坐骨神经，引起水肿、充血，产生坐骨神经刺激症，即坐骨神经痛。一般情况下，大部分孕妈妈在分娩后，其坐骨神经痛能自愈。即便如此，出现坐骨神经痛，孕妈妈也不可大意。

注意休息，避免劳累

因为怀有胎宝宝，孕妈妈患坐骨神经痛后往往没有很好的治疗方法，所以应避免劳累，宜穿平底鞋并注意休息。

可平躺，将脚架抬高，使得脚的位置和心脏的位置接近，使静脉回流更为舒畅。

平常生活中不能掉以轻心，注意劳逸结合，避免做剧烈的体力活动。

搬挪物品时，最好不要弯腰，而是采用下蹲的姿势。

睡眠时应该首选硬床板，最好采用左侧卧位，并在两腿膝盖间夹一个枕头，以增加流向子宫的血液。平卧要在膝关节下面垫上枕头或软垫。

注意坐姿和时间

在坐的时候可以将椅子调到舒服的高度并在腰部、背部或颈后放置舒服的靠垫，以减轻腰酸背痛的不适。注意不要坐或站立太久，工作约 1 小时就要休息 10 分钟，起来活动活动或轻轻伸展四肢。

4. 宝宝的温馨小居室该准备了

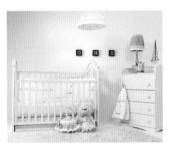

在准备宝宝必需品的时候，婴儿床和床具永远是不可或缺的大件，也是准爸爸为即将降临的宝宝倾心打造的温馨天地。床上的油漆没有异味，最好不要发亮。手所接触到的部分不要有尖锐的棱角和梭线。接缝必须处理过，这样就不会卡住安抚奶嘴的链条或孕妈妈的衣角。床上不要有尖锐的金属配件。护栏间距不要太大。活动护栏整体要牢固。

婴儿床的摆放

应该远离电扇、电热器等家用电器，不要让空调直对小床。为了防风，床应该放在远离窗户或窗帘的地方。居室内应保证空气流通顺畅，但切忌有穿堂风，并且屋内温度要适宜。

床垫的选购

不宜太软或太硬，以免导致宝宝的骨骼变形。边缘应经得住宝宝脚踩，以免宝宝长大后站起来时床垫下沉而导致摔倒。护栏的最高位置与床缘的距离要在 25 厘米以上。大小适宜，与床边的空隙不能超过一指。

婴儿房的设计原则

婴儿房应该有新鲜的空气、充足的阳光、适宜的温度和湿度。房内的家具不宜过多，以床、桌椅，以及储藏玩具、衣物的橱柜为限，尽量为宝宝留出空间，可以让长大后的宝宝任意玩耍、游戏。

三、孕 39 周：顺产还是剖宫产

孕 39 周了，胎宝宝随时都有可能来跟妈妈见面。你要将准备分娩的东西收拾好，放在您和家里人都能够拿得到的地方，因为在接下来的 2 周里，你随时都会有生产的可能。这段时间你不妨卸下包袱，轻装上阵。

1. 胎宝宝和孕妈妈的奇妙变化

胎宝宝

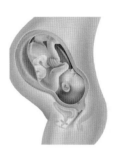

胎宝宝现在的体重应该有 3200 ~ 3400 克。一般情况下男孩平均比女孩略重一些。胎宝宝的皮下脂肪现在还在继续增长，身体各部分器官已发育完全，其中肺部将是最后一个成熟的器官。

孕妈妈

本周开始，孕妈妈感到腹部的隆起有些撑不住了，活动更加不便，你也许会产生许多不舒服的感觉和思想负担。

国外的心理学者曾对产妇做过心理测试。临产前，产妇的依赖性增加，被动性加强，行为幼稚，要求别人关心自己，主观感觉异常的体验明显增多，对体内的胎儿活动尤其关注。

更多的女性在临产前感到紧张和不安，害怕分娩疼痛、胎儿畸形、产道裂伤等。还有些孕妈妈害怕生女孩而受到歧视。其实，这段时间是为迎接新生宝宝而做的最后冲刺，不妨卸下包袱，轻装上阵。

2. 顺利分娩需要哪些因素

每个孕妈妈都希望自己能顺利分娩，分娩能否顺利与哪些因素有关呢？

产道因素

产道是胎儿分娩的通道，包括骨产道和软产道。软产道包括子宫、子宫口、阴道、外阴等。如果孕妈妈存在骨盆狭窄或骨盆偏斜、软产道有肿瘤阻挡、阴道横膈、阴道纵隔等情况，或子宫颈不能很好地扩张，就会导致分娩受阻，甚至难产。

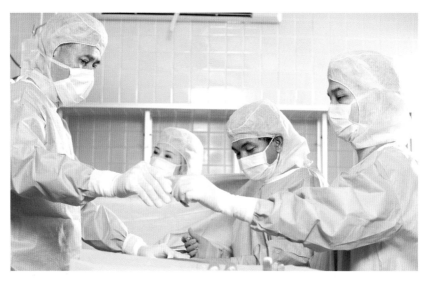

胎儿因素

胎儿因素包括胎儿的大小和胎儿在子宫内的位置。胎儿体重在 3500 克以下，对于骨盆正常的女性来说，分娩应该是没有困难的。

胎儿在子宫内的位置包括以下几种：

横位： 横位是指胎儿的身体和母亲的身体呈十字状，无法自然分娩，必须行剖宫产术。

臀位： 臀位是指胎头在子宫的上部，胎臀在子宫的下部，俗称坐胎，占分娩总数的 3% ~ 4%。臀位不一定非要剖宫产分娩，尤其是经产妇。

头位： 指胎头在子宫的下方，占分娩总数的 90% 以上。在头位中 93% ~ 94% 的胎儿是以枕前位的胎位娩出，另有 6% ~ 7% 的胎儿是以其他胎位娩出，包括枕横位、枕后位、高直位等。

枕前位是指胎儿的枕骨（俗称后脑勺）在妈妈骨盆的前方，胎头低位，呈俯屈状，以头部最小的径线娩出，是分娩时正常的胎位。

枕横位是指胎儿的枕骨在妈妈骨盆的一侧。枕后位是指胎儿的枕骨在妈妈骨盆的后方。

高直位是指胎儿的头不是呈俯屈状伸直的，胎儿的头顶在最前面。

当胎儿以枕横位、枕后位、高直位的姿势娩出时，并不是以胎头最小的径线娩出，易造成头位难产。

据报道，头位难产占分娩总数的23.9%，占难产总数的81.63%。因此，孕妈妈应该了解，即使是头位，在产程中仍有发生难产的可能。

产力因素

产力是子宫收缩的力量。如果产力好，即使产妇存在轻度头盆不称，也可以克服这些分娩中的阻力，把本来可能存在的难产转化为自然分娩。如产力不好，经过处理不能好转，就可能使本来顺利的分娩转化成难产。因此，产力在分娩中起着关键的作用，而产力的好坏又与产妇的精神因素密切相关。

精神因素

分娩虽是一种正常的生理现象，但其过程对产妇是一种强烈的精神刺激和严重的体力消耗。对分娩的各种恐惧心理，如怕痛、怕大出血、怕孩子有问题等，待产室的陌生环境，周围产妇的叫嚷，医务人员的冷面孔以及子宫收缩带来的分娩疼痛等，都可使产妇发生一系列不良反应，如吃不下饭、睡不着觉、呼吸和脉搏加快、血压升高等，会直接影响子宫的收缩力，进一步影响产程进展和胎儿在宫内的安危，甚至可能导致难产。

3. 有哪些辅助分娩的方式

每个孕妈妈都希望自己能顺利分娩，分娩能否顺利与哪些因素有关呢？

导乐分娩

导乐分娩是指让丈夫和一名导乐（既有医学知识又有处理产程经验的助产士）对产妇从临产到产后两小时进行全程陪护，特别是在整个分娩过程中持续地给予产妇以生理、心理、感情上的支持与鼓励。

水中分娩

水中分娩就是产妇在子宫口开大 7 厘米时，进入 35 ～ 37℃的温水中分娩，胎儿娩出后即刻出水，产妇在胎盘娩出前出水。水中分娩具有诸多好处，可以使产妇精神放松，减少产痛，从而促进子宫收缩，缩短产程，提高会阴部的弹性，减少会阴侧切术的概率。但存在难产、感染、胎儿窘迫、妊娠合并症、妊娠并发症、会阴太紧的孕妈妈不宜在水中分娩。水中分娩对分娩水池的水和环境要求严格，在我国尚未广泛开展。

会阴侧切

会阴是指阴道到肛门之间长 2 ～ 3 厘米的软组织。分娩过程中，由于阴道口相对较紧，影响胎儿顺利娩出，需做会阴侧切术，扩大婴儿出生的通道，是产科常见的一种手术。

据抽样调查，目前在阴道分娩的产妇中，会阴侧切率越来越高，已高达86%。究其原因，当前人们的生活水平日益提高，孕妈妈在怀孕期间营养增强，劳动强度相对降低，使胎儿发育良好，个头普遍较大，体重比以前增加，给分娩带来困难。如果片面强调实施会阴保护，容易造成阴道撕裂，严重时会危及胎儿的生命。做会阴侧切术可以使胎儿顺利娩出。产妇会阴侧切后，阴道和会阴大约在一周内愈合。

产妇分娩时，通常有以下几种情况要做会阴侧切：胎儿过大，第二产程延长，胎儿出现宫内窘迫；施用产钳术、胎头吸引术或牵引术时；产妇患有严重加大腹压的心肺疾病；产妇曾做过阴道损伤修补术及会阴发育不良；会阴比较紧，不切开将发生会阴严重撕裂者；早产（以减少颅内损伤）或胎儿须迅速娩出者。

对于会阴侧切，不少产妇都会感到恐惧。其实，进行会阴侧切对产妇和胎儿有时是必需的。胎儿出生时要经过子宫口、阴道和会阴等，会阴是产道的最后一关。子宫口与阴道需胎儿先露部分慢慢将其扩展，会阴也需要一定时间才能扩大。胎儿通过产道的时间越长，缺氧的机会就越多。所以，做侧切可扩大会阴，保护胎儿，使其尽快出生。

在做侧切时一般要用少量麻醉药，产妇可无痛觉。胎儿娩出后，将侧切部分对齐缝好，5 天后拆线，便可恢复原样。

4. 怎样选择适合的分娩方式

专家建议，如果能自然分娩就不要选择剖宫产。但还是有不少产妇因为自身心理的因素而选择剖宫产。接下来，我们就来具体分析一下不同分娩方式的优劣，帮助孕妈妈们选择最适合自己的分娩方式（表10-1）。

表10-1　自然分娩和剖宫产的优劣

自然分娩	优点	◎胎儿在分娩过程中受产力和产道的挤压，发生了一系列形态变化，特别是适应功能方面的变化。 ◎胎头出现一定程度的充血、瘀血，使血中二氧化碳分压上升，处于一时性缺氧状态，因此呼吸中枢兴奋性增高。 ◎胎儿胸廓受到反复的宫缩挤压，使吸入呼吸道中的羊水、胎粪等异物被排出，同时血液中的促肾上腺激素和肾上腺皮质激素以及生长激素水平提高，这对于胎儿适应外界环境是十分有益的。以上因素均有利于产后新生儿迅速建立自主呼吸。 ◎阴道产母亲身体恢复得比较快，也比较好。
	缺点	◎产程较长。 ◎产前阵痛、阴道松弛、子宫膀胱脱垂后遗症、会阴损伤或感染、外阴血肿等。 ◎产后会因子宫收缩不好而出血，若产后出血无法控制，则需紧急剖宫处理，严重者须切除子宫。 ◎产后感染或发生产褥热，尤其是早期破水、产程延长者。 ◎会发生急产（产程不到3小时），尤其是经产妇及子宫颈松弛的患者。 ◎胎儿难产或母体精力耗尽，需以产钳或真空吸引协助生产时，会引起胎儿头部血肿。 ◎胎儿过大，易造成肩难产，导致新生儿锁骨骨折或臂丛神经损伤。羊水中产生胎便，导致新生儿胎粪吸入综合征。 ◎胎儿在子宫内发生意外，如脐带绕颈、打结或脱垂等现象。 ◎毫无预警地发生羊水栓塞。

剖宫产	优点	◎剖宫产的产程比较短，且胎儿娩出不需要经过骨盆。当胎儿宫内缺氧、巨大儿或产妇骨盆狭窄时，剖宫产更能显示出它的优越性。 ◎由于某种原因，绝对不可能从阴道分娩时，施行剖宫产可以挽救母婴的生命。剖宫产的手术指征明确，麻醉和手术一般都很顺利。 ◎如施行选择性剖宫产，宫缩尚未开始前就已施行手术，可免去母亲遭受阵痛之苦。 ◎腹腔内如有其他疾病时也可一并切除处理，如卵巢肿瘤或浆膜下子宫肌瘤。 ◎做结扎手术也很方便。 ◎对已不宜保留子宫的情况，如严重感染、不全子宫破裂、多发性子宫肌瘤等亦可同时切除子宫。 ◎由于近年剖宫产术安全性的提高，因妊娠并发病和妊娠合并症需中止妊娠时，临床医生多选择剖宫产术，减少了并发症和合并症对母亲的影响。
	缺点	◎剖宫产手术对母体是有创伤的。 ◎手术时麻醉意外虽然极少发生，但有可能发生。 ◎手术时可能发生大出血，损伤腹腔内其他器官，术后可能发生泌尿、心血管、呼吸等系统合并症。 ◎术后子宫及全身的恢复都比自然分娩慢。 ◎发热，腹胀，伤口疼痛，腹壁切口愈合不良甚至裂开，血柱性静脉炎，产后子宫弛缓性出血等。 ◎两年内再孕有子宫破裂的危险，避孕失败做人流时易发生子宫穿孔。 ◎婴儿因未经产道挤压，不易适应外界环境的骤变，易发生新生儿吸入性肺炎及剖宫产儿综合征，包括呼吸困难、紫绀、呕吐、肺透明膜病等。 ◎对比正常的阴道分娩，剖宫产术后的并发症较多，手术期间出血量增多，手术后易发生感染。剖宫产术后不能很快地恢复进食，会引起泌乳减少，推迟哺乳时间。剖宫产恢复起来也没有自然的阴道分娩那么快。自然分娩3～5天后即可出院，剖宫产则4～7天后才可以出院。 ◎与自然分娩的孩子相比较，剖宫产孩子由于缺乏分娩过程中的应激反应，更易得小儿多动症和小脑不平衡综合征。

5. 关于无痛分娩你知道多少

无痛分娩是几乎没有疼痛的自然分娩。一项随机调查显示，93.6% 的孕妈妈期望自然分娩，但却担心分娩疼痛，担心胎儿安全。也正是基于这些担心，很多产妇及其家人选择了剖宫产。而无痛分娩为害怕生产疼痛的产妇提供了自然分娩的机会。产程中镇痛的方法主要有以下几种：

精神无痛分娩法： 给产妇及家属讲解有关妊娠和分娩的知识，使她们对分娩中所发生的阵痛有所理解，对分娩的安全性树立信心，这可使产妇消除恐惧、焦虑心理，分娩时产生强有力的宫缩，有助于产程顺利进展。指导产妇在宫缩增强以后，做缓慢的深呼吸，以减轻阵缩时的疼痛感觉。目前开始提倡家属陪伴待产与分娩。

药物镇痛： 药物镇痛可起到镇静、催眠、减轻惧怕以及焦急心理的作用。常用的镇痛药物有地西伴、杜冷丁等药物，但不可大量使用，尤其是胎儿临近娩出前 3 ~ 4 小时，以免影响宫缩和抑制新生儿呼吸。

使用镇痛分娩仪： 当产妇出现规律性宫缩后，可使用镇痛分娩仪。

硬膜外腔阻滞镇痛： 镇痛效果较为理想的是硬膜外腔阻滞镇痛，通过硬膜外腔阻断支配子宫的感觉神经，减少疼痛，由于麻醉剂用量很小，产妇仍然能够感觉到宫缩的存在。产程有可能会因为使用了麻醉剂有所延长，但是可以通过注射缩宫素加强宫缩，加快产程。硬膜外腔阻滞镇痛有一定的危险性，如麻醉剂过敏、麻醉意外等。由于在操作时程序比较烦琐，在整个分娩过程中需要妇产科医生与麻醉科医生共同监督、监测产妇情况。

其他镇痛方法： 孕期应加强对肌肉、韧带和关节的锻炼，放松思想，培养松弛和想象的艺术，创造良好的分娩环境，或在分娩时身体浸在水中，这都可减轻分娩时的疼痛。

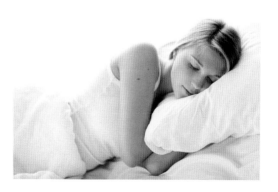

6. 入院分娩前要做哪些物资准备

到本周，孕妈妈分娩时所需的物品都要陆续准备好，要把这些东西归纳在一起，放在家属都知道的地方。这些东西包括：

产妇的证件： 身份证、医疗证（包括孕妈妈联系卡）、挂号证、劳保或公费医疗证、孕产妇围产期保健卡、计划生育服务证（准生证）、病历表、各项检查表等。

产妇入院时的用品： 包括面盆、脚盆、暖瓶、牙膏、牙刷、大小毛巾、卫生巾、卫生纸、内衣、哺乳胸罩、内裤、短棉袜、拖鞋、束腹带、防溢乳垫、体温计等。要将坐月子所穿用的内衣、外衣准备好，洗净后放置在一起。内衣要选纯棉制品，因为纯棉制品在吸汗方面较化纤制品优越，穿着比较舒服。上衣要选择易解、易脱的样式，这样就比较适宜产期哺乳和室内活动。衬衣要选择能够保护身体、方便哺乳的样式。裤子可选购比较厚实的针织棉纺制品，如运动裤，既保暖，又比较宽大，穿着舒适，同时还很容易穿。坐月子洗澡不便，多准备几套内衣，以便换洗。准备专用的洗脸毛巾、洗澡毛巾和10包左右的卫生垫（纸）。

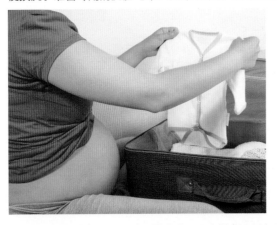

婴儿的用品： 内衣、外套、包布、尿布、小毛巾、围嘴、垫被、小被头、婴儿香皂、婴儿洗发精、婴儿润肤油、扑粉、奶粉、奶瓶、奶瓶刷子、婴儿湿巾、退热贴、酒精等均应准备齐全。宝宝的衣服保暖性要好，对皮肤没有刺激，质地要柔软，吸水性强，颜色要浅淡，最好选择纯棉制品。宝宝的衣服要适当宽大，便于穿脱，衣服上不宜钉纽扣，以免损伤皮肤。宝宝的各种衣裤都要准备2～3套，便于更换。

食物： 分娩时需吃的点心、饮料也应准备好，最好准备适量的牛奶、巧克力或奶糖。

四、孕40周：宝宝终于出生了

经过了漫长的260多天，现在，你很快就能见到宝宝了，把他抱在怀里，亲亲他的小脸蛋，那时你就会感到，为了这个小天使，你所有的付出、艰辛都是那么的值得。

1.胎宝宝和孕妈妈的奇妙变化

胎宝宝

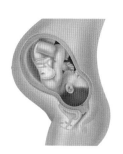

不再猜测，不再胡思乱想，你们就要见面了。医生会把漂亮的小宝宝和关于他的一切信息都交给你。大多数胎宝宝都在这一周诞生，但提前2周或推迟2周生产都是正常的。如果推迟2周还没生产医生就会采取催产措施了，否则胎宝宝会有危险。胎宝宝做好了出生的准备姿势，马上就可以降临人间啦！

孕妈妈

如果现在你还在全心全意地等待着宝宝的出生，那么一定要保持淡定和平稳的心态。也许在本周的某一天，或者下周，你就会感觉到腹部像针扎似的痛，如果这种疼痛变得越来越长、越来越剧烈、越来越频繁时，你的产程多半就已经开始了。一旦阵痛间隔时间小于30分钟，你就要到医院做好待产准备了。

如果你和宝宝一切正常，医生现在是不会采用引产的方法的，即使你真的很想早点见到他。

2.临产前需要补充的营养

分娩是一项体力活，产妈妈会有巨大的能量消耗，所以临近分娩时间，孕妈妈应多吃富含蛋白质、糖等高能量的食物，停止服用钙剂和鱼肝油，以免加重代谢负担。

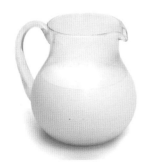

含高蛋白质的食物： 小米、豆类、豆制品、猪瘦肉、牛肉、鸡肉、兔肉、鸡蛋、鱼类等食物中含有丰富的蛋白质，非常适合产妇食用。

含高热量的食物： 注意摄入羊肉、猪瘦肉、牛肉等动物性食物和高热量的坚果类食物，如核桃、花生、黑芝麻、松子等。

含钙等无机盐的食物： 牛奶、海带、虾皮、芝麻酱等都富含钙。如果从膳食中得不到足够的补充，可用钙剂和骨粉补充。铁的补充也非常重要，可食用血豆腐、肝脏等。

含维生素的食物： 应多吃猪瘦肉、粗粮及动物肝脏、牛奶、鸡蛋、蘑菇、紫菜等。

分娩阶段的营养供给

分娩时给产妈妈补充哪些食品好呢？专家向产妈妈推荐了被誉为"分娩佳食"的巧克力，巧克力含有糖类、蛋白质，还含有铁、钙及维生素 B_2 等。同时其中的糖类可迅速被人体吸收利用，增强机体的能量。

3. 最后一次产检怎么做

分娩前的各项检查都是例行检查，是保证孕妈妈和胎宝宝生命健康的前提和基础，但大多数孕妈妈此时往往已经开始阵痛了，而分娩前的检查往往很琐碎，也很麻烦，会让孕妈妈的心情很糟糕。

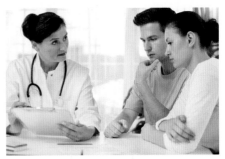

这时，孕妈妈不要怕麻烦，要从自身和胎宝宝生命安全考虑，主动理解和要求做各项检查。

积极配合医生询问

医护人员会在孕妈妈分娩前询问有关基本情况和感觉，这属于基本检查之一，尤其是当负责接生的医生与诊察医生不同的时候。

此外，孕妈妈有无妊娠中毒症或胎盘是否前置等，甚至妊娠的全部过程，都是医生需要详细了解的情况。孕妈妈要耐心地向医生说明情况，让医生在接生的过程中可以做到有备无患。

耐心应对频繁的检查

孕妈妈在待产时，一般每隔 2 ~ 4 小时就要测量体温、血压、呼吸、脉搏及胎心音等项目各 1 次，以便医护人员及时了解分娩进行的状况，孕妈妈要不厌其烦地配合。

4. 如何树立分娩的自信

增强分娩信心： 增强分娩的信心，保持良好的情绪，可提高对疼痛的耐受性。

想象与暗示： 想象宫缩时宫口在慢慢开放，阴道在扩张，胎儿渐渐下降，同时自我暗示："生产很顺利，很快就可以见到我的宝宝了。"

有助于放松的方法： 肌肉松弛训练、深呼吸、温水浴、按摩、改变体位。

分散注意力： 看看最喜欢的照片或图片，或读书、看电视、听音乐、交谈等。

呻吟与呼气： 借助呻吟和呼气等方法减轻疼痛。

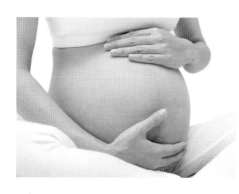

5. 如何面对分娩疼痛

勇敢面对分娩疼痛，减少恐惧。恐惧和疼痛是相连的。子宫肌肉是否能有效运作就靠你的激素系统、循环系统、神经系统三大系统的通力合作，但是恐惧会搅乱这些系统。恐惧主要是影响到子宫下方的肌肉，造成这些肌肉组织紧缩而不是放松，结果子宫上方的肌肉、子宫下方及子宫颈的肌肉同时收缩互相拉扯，引起剧烈疼痛，妨碍了产程的进行。

用适合自己的方法处理疼痛

了解原因：对于分娩你特别害怕的是什么？把所有你害怕的事都列出来，然后在每一项旁边写上避免这些恐惧的方法。如果你不能改变，就想办法让自己不要担心。

吸收信息：知道得越多就越不怕。如果你了解分娩的过程、你会有的感觉，以及为什么会有这些感觉，到时候你就不会被吓着了。

多跟不怕分娩的亲友相处：进入产房时，记得尽量减少不必要的恐惧。恐惧是会传染的，千万别让那些被吓坏过的亲友进产房陪你，让她的恐惧影响你。

避免回想可怕的经验：别把过去可怕的经验带进产房，在分娩前，一定要妥善处理过去重大创伤所引起的恐惧。

6. 准爸爸要做好陪产准备

对于陪产，准爸爸要做好心理准备，对将会看到的情景要有一个心理预期。

第一产程

准爸爸要在精神上支持妻子，一定要坚定她的信心；在宫缩间歇，为妻子拿些牛奶、巧克力等，这样可以让妻子保持充沛的体力和精力；及时提醒妻子排尿和排便；要和医生、护士保持好关系，并积极配合医护人员，还要将妻子的愿望和需求及时反映出来。

第二产程

因为大口呼吸的原因，妻子可能会感到口干，准爸爸可以及时喂妻子一些温开水。对妻子的哪怕只是一点儿进步，也要及时给予肯定和鼓励；说话时态度亲切、温和，对妻子的话表现出感兴趣并及时回答，注意使用简单、易懂的语言；

自己一定不要紧张、失态，要从语言到神情到动作都尽可能最轻松自如。你的自信无形中会影响到妻子，给她信心。

第三产程

当了新爸爸之后，可以选择给宝宝剪脐带并配合医生做完后续工作。

让妻子安静地休息，因为她已经消耗了大量的体力和精力。

在照顾妻子的同时要注意细心地观察她的情况，如果有特殊情况出现，就要及时通知医生。

看到自己的宝宝时，要记得向疲惫的妻子表示感谢，对医生的辛苦表示慰问。

7. 留住宝宝的第一次

人生有很多个第一次。新手爸妈可稍做准备，即可留住宝宝的第一次。

用 DV 记录宝宝的出生： 可准备一个 DV，宝宝出生后的每一时、每一刻，都是令人欢天喜地的。准爸爸可以用 DV 记录下宝宝出生后的一举一动。

脚、手印： 新生儿的小手、小脚是最惹人怜爱的，宝宝的一小步是妈妈的一大步。建议新手父母用红色或紫色的印泥，印画出宝宝最可爱的小手印和小脚印。

胎毛： 每个人一生之中只有一次机会可以将胎毛留下，建议新手爸妈将胎毛制成胎毛笔，留下永恒的回忆。

脐带血： 本书前文已经阐述过了，脐带血是否储存视家庭情况和经济条件而定。

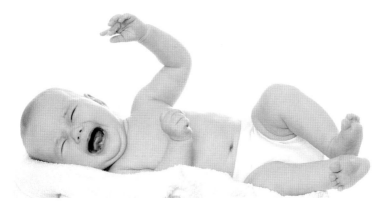

附录：宝宝出生后需要办理的证件

1. 出生医学证明

办证时间：产后出院

孕妈妈在入院的时候，医院会要求填写《出生医学证明自填单》，如果刚住院时还没想好宝宝的名字，可以先用小名代替。《出生医学证明自填单》一经填写、打印，就不得更改，一定要认真仔细。

2. 上户口

所需材料：准生证、出生医学证明、户口本。

办理程序：到户口所属的派出所户口申报处申报户口，详细填写户口申请单，进行户口登记。

3. 预防接种证

预防接种证是入学的必备凭证。当宝宝出生后 1 个月内，家长应带宝宝去医院打乙肝疫苗第一针和卡介苗接种记录证明，到户口所在地的辖区疾病预防控制中心办理儿童预防接种证；农村儿童应在辖区乡镇卫生院计免接种门诊办理预防接种证，以便及时接种乙肝疫苗第二针和其他疫苗。预防接种证上面会注明规定范围内宝宝所需全部的预防接种，还有接种时的注意事项。

4. 少儿居民医保

所需材料：户口本原件、户口本的第一页及宝宝本人页复印件，代理人（一般是父母）身份证原件及复印件。

办理地点：常住地的社区居委会。

登记后的一个月内拿医保卡，以后看病时需带好医保卡，每年按时缴费。